临床沟通技能

Clinical Communication Skills for Medicine

（第 4 版）

原　著　Margaret Lloyd，Robert Bor，Lorraine Noble
　　　　Zack Eleftheriadou
主　译　李明霞　杨庆斌　李晓颖

北京大学医学出版社

LINCHUANG GOUTONG JINENG（DI 4 BAN）

图书在版编目（CIP）数据

临床沟通技能（第 4 版）/（英）玛格丽特·劳埃德，（英）罗伯特·伯尔，（英）洛琳·诺贝尔原著；李明霞，杨庆斌，李晓颖主译 .—北京：北京大学医学出版社，2022.3

书名原文：Clinical Communication Skills for Medicine

ISBN 978-7-5659-2475-0

Ⅰ. ①临… Ⅱ. ①玛… ②罗… ③洛… ④李… ⑤杨… ⑥李… Ⅲ. ①医药卫生人员－人际关系学 Ⅳ. ① R192

中国版本图书馆 CIP 数据核字（2021）第 156256 号

北京市版权局著作权合同登记号：图字：01-2021-6648

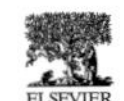

Elsevier（Singapore）Pte Ltd.
3 Killiney Road，#08-01 Winsland House I，Singapore 239519
Tel:（65）6349-0200；Fax:（65）6733-1817

临床沟通技能（第 4 版）

主　　译： 李明霞　杨庆斌　李晓颖
出版发行： 北京大学医学出版社
地　　址：（100191）北京市海淀区学院路 38 号　北京大学医学部院内
电　　话： 发行部 010-82802230；图书邮购 010-82802495
网　　址： http://www.pumpress.com.cn
E-mail： booksale@bjmu.edu.cn
印　　刷： 北京信彩瑞禾印刷厂
经　　销： 新华书店
责任编辑： 袁朝阳　**责任校对：** 靳新强　**责任印制：** 李　啸
开　　本： 710 mm×1000 mm　1/16　**印张：** 12.25　**字数：** 261 千字
版　　次： 2022 年 3 月第 1 版　2022 年 3 月第 1 次印刷
书　　号： ISBN 978-7-5659-2475-0
定　　价： 69.00 元

序

医生给予患者的治疗无疑是双方面的——身体疾病的治疗和心灵创伤的抚慰。让医学回归人文，让医疗更有人情味，是构建和谐医患关系的重要因素。医学活动本应该遵循“以人为本”的原则。

医学临床沟通技能培训，是从医学的神圣本质出发，从教育入手，使医务人员能够不忘医学的初衷，在从医过程中，践行“以患者为中心”“偶尔去治愈，经常去帮助，总是去安慰”。良好的医学临床沟通能力是维系医患关系桥梁的关键，是构建人文医学的核心。

良好的沟通是很困难的，很少人能够在没有持续的专门学习的情况下掌握好，并把其有效地应用到实践当中。《临床沟通技能》一书，翻译介绍了国外当今比较通用的医患沟通方法，内容包括医患沟通过程中，如何采集病史、如何解释病情、在沟通中不产生分歧，与患者及家属达成一致的治疗方案，提高患者及家属的依从性，如何与不同文化背景的患者，与不善交流、焦虑、愤怒等特殊患者交流，如何与患者家属、与孩子、年轻人沟通交流等等，并阐述了有效的理论与技能学习内容。本书填补了国内有关辅助教材、学习资料的不足，切实为广大医务人员提高医患沟通技能提供了参考。

在此，谨向本书原作者及中国患者援助联盟的编译工作致以崇高的敬意，对他们为医学人文理论和实践添砖加瓦表示感谢。愿本书为我国医学事业带来福祉，能有效提高医患沟通的技能。

2021 年 6 月 29 日

译者前言

医疗保健中没有什么比良好的沟通更重要。没有良好的沟通，医疗保健不能发挥应有的作用，或者产生不良后果。医疗保健效果取决于患者和临床医生相互准确理解的程度，对患者的疾病形成共同的理解，并承诺在治疗中共同努力。沟通技能是医生临床能力的重要组成部分，致力于评估和提高自己的沟通技能是专业精神的核心要素。无论是与患者、患者家属还是工作同事等，都需要具备相应的沟通技能。

沟通技能的提高需要学习和训练。因为态度和行为的改变不会因为掌握知识而自动发生，改变需要训练。沟通不仅仅是具有友善的态度，同时还涉及需要学习的核心技能。

在许多国家，医学临床沟通技能的学习培训已经成为各级医疗培训继续教育的一部分。对临床沟通技能的评估也已经成为许多本科课程和毕业后教育的既定组成部分。

由 Margaret Lloyd、Robert Bor、Lorraine Noble 编著的《临床沟通技能》（第 4 版）是一个很好的学习资源，是掌握医患沟通技能的实用指南。它提供了非常具体、实用的沟通技能和大量的案例示例。医疗保健专业人员和任何经验水平的临床医生都可以从中获得见解，帮助他们提高沟通技能。

因译者翻译水平有限，错误之处在所难免，敬请读者指正。

李丽霞　杨秋疏　李盛颖

2021 年 5 月 31 日

原著第 4 版前言

这本书的第 1 版于 1996 年出版之时，已有确凿的证据表明医生和患者之间的沟通需要大幅改善。接受医疗保健的人反馈说，医生经常使用他们无法理解的语言，缺少倾听，没有同情心地告知坏消息，或者根本做不到告知坏消息。针对这些问题，本科和研究生阶段都引入了适当的培训，对沟通进行观察评估，并使之成为总结性考试的标准做法。尽管这样，那些提供保健的人和接受保健的人的期望仍然不同。民众获取医疗保健信息的途径依然多变，英国后来流行的为患者提供信息的网站 NHS Choices 距离面世还有十年之久。

共同决策的原则要成为规范。英国政府 2010 年发表的《公平和卓越：解放国家医疗服务体系》（*Equity and Excellence*：*Liberating the NHS*），就是围绕"没有我就没有关于我的决定"（"no decision about me without me"）这一原则建立的。自那时以来，患者获得尊重、尊严和体贴对待的权利以及他们对自己的治疗做出决定的权利已经成为保健服务价值观的一部分。医生应达到的专业要求与此相呼应，例如，英国医学总会《良好医疗规范》（*Good Medical Practice*）中的《医生的职责》（*Duties of a Doctor*）中规定了这些要求。

实现这些目标需要技能：在一系列医疗环境中为各种目的收集并分享信息，在具有挑战性的情况下有效而敏感地做出反应的技能，以及支持人们做出适合他们的医疗保健决策的技能。我们知道这些技能是可以学习的，它们需要练习和反思。我们也意识到，与接受医疗保健的人以及与他们关系密切的人进行有效的沟通，仅仅依靠我们日常的社交技能和接受医学培训的医学生的友好性格是不够的。在临床实践中学会良好沟通需要终身学习。

这本书是掌握医患沟通技能的实用指南，对医疗保健专业人员的职业生涯有价值。章节顺序反映了这一学习过程，从核心能力发展到医生在有挑战性的情况下有效和同情地做出反应所需的技能，包括告知坏消息和医疗错误。还有一些章节侧重于与不同生命阶段的人（如儿童和老年人）沟通的具体方面，以及在沟通有障碍时（如医生和患者说不同的语言时）如何有效交流。正文包括案例、指导方针和鼓励读者停下来思考的提示。

我们希望这本书的第 4 版将继续作为一个指南，来引导读者获得有效和强大的沟通工具，并在医疗实践中得到这些沟通工具的帮助。

Margaret Lloyd
Robert Bor
Lorraine M Noble
李明霞　译
2017 年 6 月

目　录

概　述 1

Margaret Lloyd，Robert Bor，Lorraine Noble

"有效沟通是患者良好照护的核心。"[1]

"沟通对你作为患者的体验有着很大的影响。沟通不畅会造成持久的心理困扰。良好的沟通可以带来巨大的好处，不仅仅是机械地分享信息，甚至可以改善患者的预后。学习沟通是医学上永无止境的伴随一生的旅程。"[2]

这本书的目的是帮助你在与患者、患者的亲友和你的同事有效而敏感的沟通方面培养相关的技能。接受治疗的人和治疗他们的人之间良好沟通的重要性是无可争议的。为了做到以下几点，有效的沟通至关重要：

- 收集信息以做出诊断
- 共享关于医疗问题和治疗方案的信息
- 支持决策
- 告知坏消息
- 在许多不同的环境中与同事一起工作及如何应对各种困难情况

下面列举一些医生在他们职业角色中的对话。然而，正如我们将在后面看到的，患者对他们所接受的治疗的体验与他们的期望相比远远不够。随着医学领域令人兴奋的科技进步，人们很容易被科学冲昏头脑，而忘记了医生的古老目标："偶尔去治病，经常去帮助，总是去安慰。"

英国医学总会（The General Medical Council in the UK）在医生职责中强调了与患者沟通的重要性[3-4]：

"你必须：

- 与患者合作
- 倾听并回应他们的担忧和偏好
- 以患者能够理解的方式向他们提供他们想要或需要的信息

- 在治疗与护理方面尊重患者与你共同达成决策的权利
- 支持患者照护自己，以改善和保持健康。”

什么是临床沟通？

作为医生当你思考自己的角色时，“沟通”对你来说意味着什么？思考一下：

- 沟通的定义
- 沟通的方法
- 沟通的目的

图 1.1 和图 1.2 显示了你可能已经想到的一些事情。

《牛津英语词典》（*the Oxford English Dictionary*）告诉我们，“交流”这个词来自拉丁语“传授，分享”（“to impart，to share”）。“交流”是传授、传达或交流思想和知识。临床沟通是关于你作为一名医学专业人员与他人的互动，无论是与患者的互动还是关于患者治疗的讨论。这些互动通常是面对面的讨论，但也使用其他媒体（如电话、书面、电子），可能是与患者和那些他们身边的人，或同事。内容通常涉及信息交流，但也可以包括对思想、观点、想法和感受的讨论。情况可能是常规的（如收集关于患者医疗问题的信息）或困难的（如告知坏消息），它们可能是有计划的或意想不到的，可能涉及简短或时间更长的讨论。

所以在常规的一天里，医生可能会：

- 在门诊诊所与患者进行面对面的会谈
- 在查房时与患者和同事交谈
- 通过电话与患者的家人交谈
- 与同事召开交接会议
- 与其他卫生和社会保健服务机构的同事保持联系
- 撰写医疗记录和信件

什么是“好”的沟通？

我们将在下一章更详细地讨论这个问题，但在这里很适合提到几年前由 Peter Maguire 博士和他在曼彻斯特的同事进行的一项研究[5]。曾与医学生交

与患者会谈
电子健康记录
电话咨询
写一封信
沟通
阅读医学笔记
介绍一个案例
团队会议
与患者家属交谈

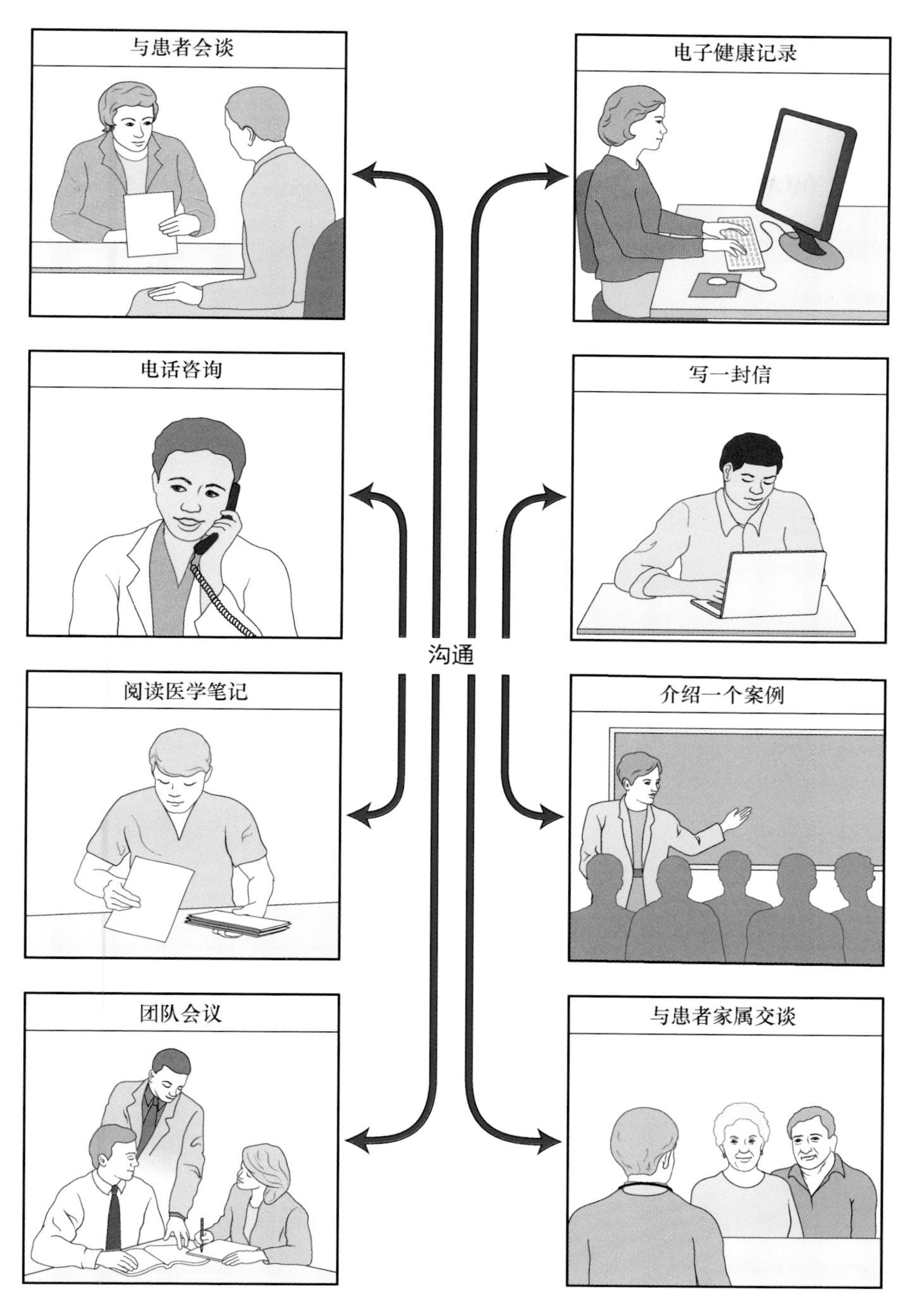

图 1.1　沟通的几种方式

收集信息
使消除疑虑
建立和维护关系
回应感情
沟通
解决问题
做决定
共享信息
提供支持

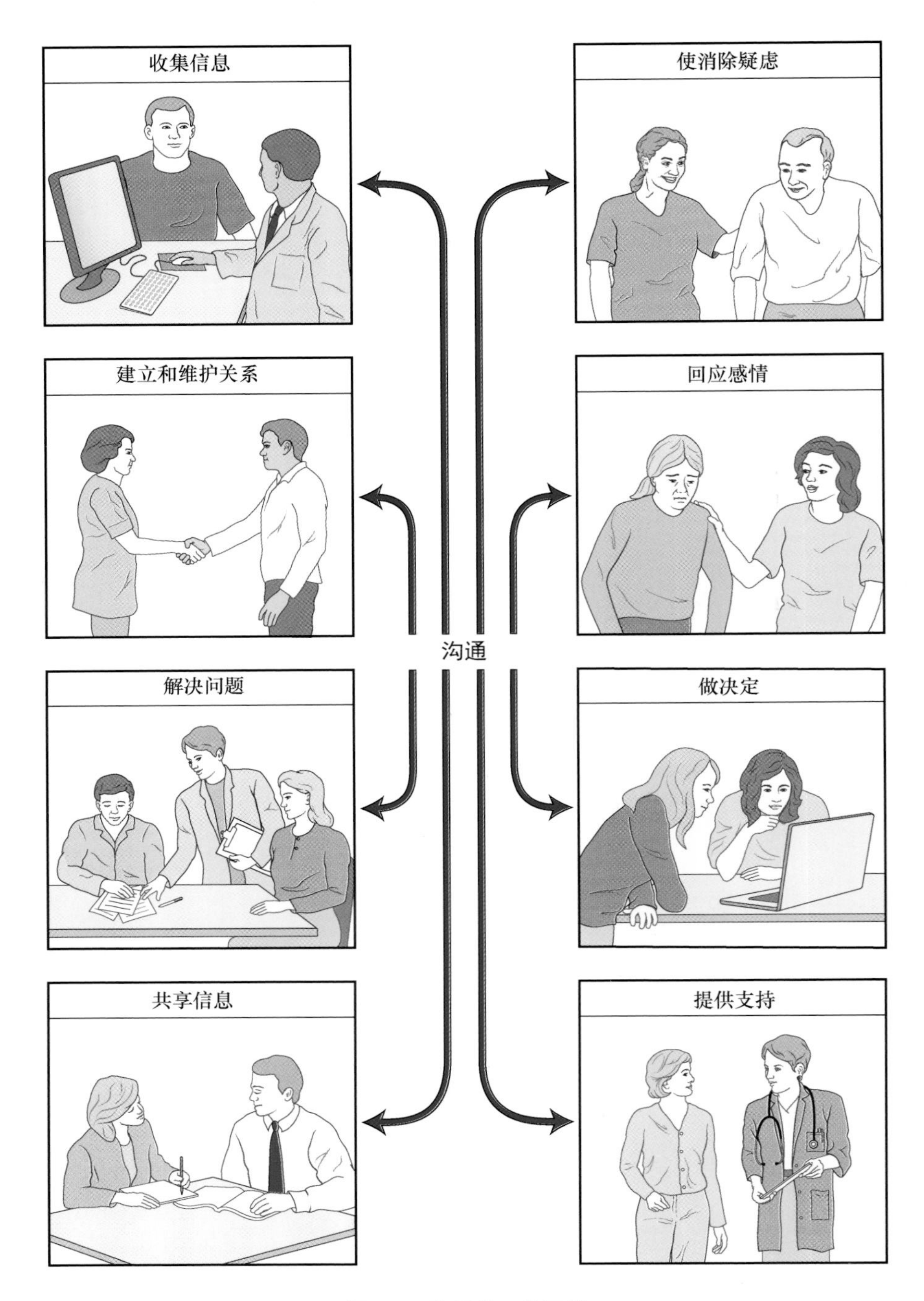

图 1.2　沟通的一些目的

谈过的患者被问及他们对与学生交流的意见。患者表明他们更喜欢有以下行为的医学生：

- 热情而富有同情心
- 易于交谈
- 自我介绍
- 显得自信
- 倾听患者，对他们的语言线索做出回应
- 问的问题容易理解和明确
- 没有重复

上述内容也与其他研究结果一致，在其他研究中已经确定了医患沟通中对患者很重要的方面[6-7]（表 1.1）。

表 1.1 沟通中对患者很重要的方面[6-7]

医生：

- 以一种让我感到舒适的方式问候我
- 尊重我
- 对我关于健康的想法感兴趣
- 明白我主要的健康顾虑
- 关注我（看着我，认真地听）
- 让我说话，并且不打断
- 给了我尽可能多的我想要的信息
- 从我能理解的角度说话
- 谈话中确认以确保我明白了一切
- 鼓励我问问题
- 决策时尽可能让我参与
- 讨论了下一步措施，包括可能的随访计划
- 表达关心和关切
- 花了适当的时间和我会谈

为什么沟通很重要？

简短的回答是“更好地照顾患者”。有大量证据[8-11]表明，当医生与患者沟通良好时：

1. 收集的信息更准确和全面，有助于准确诊断。
2. 患者对治疗更满意，焦虑更少。

3. 患者更能理解、记忆信息并根据信息采取行动。

4. 患者更积极地参与与自己治疗有关的决策，并对决策更加满意。

5. 会谈效率更高。

6. 健康结果得到改善。

关于最后一点，有证据表明交流可以对患者的身体状况产生积极的影响。例如，研究表明，医患沟通的质量影响健康结果，如血压、血糖、疼痛控制、症状缓解和情绪健康[8-9]。

不幸的是，医患沟通不畅的例子仍然存在。大部分对医生的抱怨都是关于沟通的。当医生与患者沟通不畅时，更有可能被提起诉讼[12]。一项研究发现，甚至连说话的语气都可以用来识别更有可能被患者起诉的外科医生[13]。

培养临床沟通技能

成为一名医生的训练包括获取知识和技能、对高水平个人和职业价值的承诺，以及与患者和同事建立和保持良好关系的能力[4]。直到最近人们还认为学生通过“耳濡目染”就能够发展良好的临床沟通技能，例如，简单地观察医生并模拟他们的行为，就能与患者进行有效的咨询。有一个假设是，具有良好的日常社交技能的学生和医生不需要进一步的培训。然而，大量证据与这一假设相矛盾，比如医生获得的病历不完整，未能确定患者就诊的原因，提供患者无法理解的信息，麻木地分享坏消息，与同事沟通无效，这些都会导致治疗中的错误和遗漏。对医学生的研究还表明，在医学培训期间，与患者的沟通质量有所下降，因为学生们更关注医疗干预的技术和实践方面，而不是患者本身[14]。越来越多的证据表明，医患沟通的质量影响着治疗的结果，医学院校以及研究生和专业组织通过引入临床沟通的正式培训和评估来解决这一问题。

临床沟通训练有效的证据是什么？

在 20 世纪 70 年代，对医学生在四年级临床实习期间进行了一系列研究[5]。当学生与患者会面交流时，观察到了许多问题。其中包括：

- 没有获得关于患者问题的所有必要信息
- 忘记询问疾病问题对患者及其家人的影响
- 未能注意和回应患者的语言和非语言线索

- 会谈期间看起来无聊

调查人员将一组学生分为对照组和接受反馈组。两组人在与患者交谈时都被录在录像带上。接受反馈组随后观察录像并与导师讨论他们的会谈记录，并在讲义中得到建议。两组人在与患者交谈时都被再次记录下来。

与对照组相比，接受反馈的组：

- 获得了三倍多的关于患者当前问题的更相关和更准确的信息
- 被患者给予了更高的评价

几年后，在这些组取得执业资格后，对他们进行了随访[15]。与对照组相比，学生时代接受过培训的医生：

- 与患者交谈时更有同情心和自信
- 更有可能：
  - 注意患者问题相关的语言线索
  - 获得准确的信息
  - 使用开放式问题
  - 避免会谈中不必要的重复

进一步的研究已经产生了强有力的证据，表明培训可以提高医患沟通的质量[16-17]。

你的学习

这本书旨在补充你从医学课程上获得的经验，包括从正式的临床沟通教学和从临床环境中实践获得的经验。学习临床沟通等经验技能的一个有用框架包含下面四个阶段[18]：

1. 具体经验：做某事 / 获得经验，例如与患者交谈以收集信息。
2. 反思性观察：退后一步，反思自己的经历，例如，什么进展顺利，你想改进什么?
3. 抽象概念化：提炼出你可以应用于其他情况的要点，例如学到了什么技能或原则?
4. 积极的实践：尝试用所学到的东西，例如，用不同的方式对会谈进行开场。

研究表明，有机会练习，然后获得支持和建设性的反馈，是提高和发展临床沟通能力的有效方式[16-17]。有机会再次观看或聆听你自己的会谈［例如，来自模拟病人（译者注：又称标准化病人）的录音］也是一种有价值和启发性的学习帮助。

在你的职业生涯中，需要持续学习如何与你的患者、他们的家人和你的同事进行良好的沟通——这是一生的学习。据估计，平均每个医生每年要有2000多次会谈[19]，学习机会非常丰富。

如何使用这本书

这本书对临床沟通交流中的常见话题从实践的角度进行了讨论。在整个过程中，你会发现以下特点，我们希望这些特点将有助于你的学习。

问题

这些问题旨在鼓励你暂停阅读，整理你的思路，反思自己的经历。

案例

本书提供了情境和对话的例子来阐明主题。

要点

每章的末尾都有一份要点的总结清单。

参考文献

1. Rubin P. Safe handover: safe patients. Guidance on clinical handover for clinicians and managers. London: British Medical Association Junior Doctors' Committee; 2015.
2. Granger K. Importance of communication to patient experience. Royal College of Surgeons blog, 29 May 2015. Accessed at https://www.rcseng.ac.uk/news-and-events/blog/importance-of-communication/.
3. General Medical Council. Good medical practice. Manchester: General Medical Council; 2013.
4. General Medical Council. Outcomes for graduates (tomorrow's doctors). Manchester: General Medical Council; 2015.
5. Maguire P, Fairbairn S, Fletcher C. Consultation skills of young doctors: benefits of undergraduate feedback training in interviewing. In: Stewart M, Roter D, editors. Communicating with medical patients. California: Sage Publications; 1989.

6. Makoul G, Krupat E, Chang CH. Measuring patient views of physician communication skills: development and testing of the Communication Assessment Tool. Patient Educ Couns 2007;67: 333–42.
7. Makoul G, van Dulmen S. What is effective doctor–patient communication? Review of the evidence. In: Brown J, Noble LM, Papageorgiou A, et al., editors. Clinical communication in medicine. Chichester: John Wiley and Sons Ltd; 2016.
8. Stewart M. Effective physician-patient communication and health outcomes: a review. Can Med Assoc J 1995;152(9):1423–33.
9. Kaplan SH, Greenfield S, Ware JE. Assessing the effects of physician–patient interactions on the outcomes of chronic disease. Med Care 1989;27:S110–S127.
10. Ley P. Communicating with patients: improving communication, satisfaction and compliance. New York: Croom Helm; 1988.
11. Silverman J, Kurtz S, Draper J. Skills for communicating with patients. 3rd ed. Boca Raton, FL: CRC Press; 2013.
12. Levinson W, Roter DL, Mullooly JP, et al. Physician–patient communication: the relationship with malpractice claims among primary care physicians and surgeons. JAMA 1997;7:553–9.
13. Ambady N, LaPlante D, Nguyen T, et al. Surgeons' tone of voice: a clue to malpractice history. Surgery 2002;132(1):5–9.
14. Illingworth R. Patient-centredness. In: Brown J, Noble LM, Papageorgiou A, et al., editors. Clinical communication in medicine. Chichester: John Wiley and Sons Ltd; 2016.
15. Maguire P, Fairbairn S, Fletcher C. Consultation skills of young doctors: I – Benefits of feedback training in interviewing as students persist. B Med J (Clin Res Ed) 1986;292(6535):1573–6.
16. Aspergren K. Teaching and learning communication skills in medicine: a review with quality grading of articles. Med Teach 1999;21:563–70.
17. Hulsman RL, Ros WJ, Winnubst JA, et al. Teaching clinically experienced physicians communication skills. A review of evaluation studies. Med Educ 1999;33(9):655–68.
18. Kolb DA. Experiential learning. Englewood Cliffs, NJ: Prentice Hall; 1984.
19. OECD. Consultations with doctors. In: Health at a glance 2015: OECD indicators. Paris: OECD Publishing; 2015.

2 临床沟通的核心技能

Margaret Lloyd，Robert Bor，Lorraine Noble

在第一章中，我们看到了有效和敏感的沟通在医疗保健中的重要性。在本章中，我们将更详细地研究一些核心技能。但首先我们需要思考医患关系，以及它如何影响医患沟通。

医患关系

几个世纪以来，医患关系发生了变化，并在今天继续发展[1-3]。对会谈记录的研究发现了各种不同的医患沟通方式，这反映了潜在的医患关系的性质[4-6]。例如，会谈方式在以下方面有所不同：

- 会谈过程，例如如何提问、每个参与者在会谈过程中的发言时间
- 会谈的内容，如讨论的话题类型、描述疾病的语言
- 对患者和医生角色的期望，例如谁负责决策，谁被认为有专业知识（表 2.1）

在现在被称为“传统生物医学模式”的会谈中，医生的主要关注点被认为是从疾病和病理的角度解释患者的症状。使用这种模式，患者的观点（包

表 2.1　观察到的一些医患沟通方式

	指令性方式	开放、促进性的方式
进程	医生说了大部分 主要是问封闭的问题	鼓励患者说话 医生花更多的时间倾听
内容	关注生物医学方面的症状和疾病	考虑患者的患病经历和治疗目标
医生和患者的角色	医生是专家，给建议 患者接受建议	患者提出请求 医生提供信息

括他们对疾病的担心和理解）未被引发，患者也不会被期望参与他们自己的治疗决策。然而，有证据表明，患者前来谈论的许多问题从未被讨论过，在一半的会谈中，患者和医生对需要跟进的问题意见不一[7-8]。

这些例子显示了同一会谈的两种不同方法：

案例 2.1　沟通的不同方式

弗雷泽夫人今年 52 岁，在办公室工作。在过去的 6 个月里，她一直咳嗽和气喘。30 年来，她每天抽一包烟。她试图戒烟，但发现很难。她主要是在工作的时候咳嗽，担心办公室的空调会让咳嗽变得更严重。她担心自己可能不得不离职，而她依赖这份工作养活自己和三个孩子。

想象你是弗雷泽夫人，你将要去看一个你以前没有见过的医生。

会谈方式 1

艾略特医生：问题出在哪里？
弗雷泽夫人：我过去一直咳嗽，而且我认为越来越严重了。我不得不请假。
艾略特医生：你咳嗽有多久了？
弗雷泽夫人：我已经咳了六个月了。
艾略特医生：还有其他症状吗？
弗雷泽夫人：还有气喘。
艾略特医生：你抽烟吗？
弗雷泽夫人：是的，一天抽一包，但我一直在努力戒烟。我已经减量了。
艾略特医生：你的症状可能是因为你吸烟。我强烈建议你戒烟。这是一份宣传单。我会安排你做胸部 X 线检查和其他一些检查。

会谈方式 2

艾略特医生：你能告诉我你今天为什么来这里吗？
弗雷泽夫人：我咳嗽了大约六个月，而且还气喘。我以为是因为我吸烟，我已经减量了。但是咳嗽没有好转，我不得不请假。
艾略特医生：你还有什么想告诉我的吗？
弗雷泽夫人：我认为工作中的空调可能会使我的咳嗽变得更糟。我最近请假很多，我不想失业。
艾略特医生：你希望我今天能为你做些什么？
弗雷泽夫人：嗯，我想要一些帮助来完成戒烟，以及任何有助于减轻咳嗽的东西。

这两次会谈在以下方面有什么不同吗：（a）你是否觉得有人在听你说话？（b）你是否觉得你在与医生合作？

以患者为中心的沟通

“以患者为中心”的定义是：

“提供尊重并响应患者个人偏好、需求和价值观的照护，并确保‘以患者为中心'的价值观指导所有临床决策[9]。

以患者为中心的沟通目标是帮助医生提供以下治疗[10]：

- 与个人的价值观、需求和偏好一致，并且
- 使个人能够积极参与有关其健康和保健的决策

有证据表明，更多地参与疾病讨论和治疗决策的人对自己的治疗更满意，更能够坚持治疗计划，更不容易对所做的医疗决策感到后悔，并且有更好的健康结果[11-12]。

以患者为中心的会谈的主要特点是：

- 探索患者的患病经历
- 激发个人的治疗目标
- 合作确定需要解决的问题，并选择行动方案

有助于这一点的会谈要素包括：

- 帮助患者从一开始就感到轻松
- 使用开放式问题
- 积极倾听
- 捕捉并回应语言和非语言线索
- 共情的方法

在本书中将详细讨论不同情况下以患者为中心的沟通。本章将思考以患者为中心模式作为沟通基础的核心技能。但是首先，我们将考虑在医疗环境中影响沟通的一些其他因素。

医疗环境中影响沟通的因素

想象一下，你有一些坏消息要和你认识的人分享（例如，你必须解释一个家庭成员得了重病）。思考哪些因素：

- 能够帮助你分享信息
- 将使信息分享变得更加困难

首先，环境或情况显然很重要——你不太可能想在走廊或公共场所进行谈话，在那里你可能会被打断或听到。其次，你如何分享信息将取决于对方

的视角：他们已经知道什么，这个消息对他们有多重要，他们可能会有什么反应？同样，患者和医生之间的信息共享也会受到一些因素的影响，这些因素与会诊的安排、参与者的观点以及参与者之间的相互反应有关。

人们根据他们的个人情况、生活经历、社会和文化背景以及对治疗的期望，以不同的方式来应对疾病。大多数人在和医生会谈时都会有一定程度的焦虑和担忧。特别是，住院对我们大多数人来说是一种令人不安的经历。导致我们焦虑的因素包括不熟悉的环境、失去个人空间、与家人和朋友分离、失去独立性和隐私，以及不确定什么是错的以及可能需要什么治疗。

其他有影响的因素包括：

- 我们对疾病的理解；例如，它是如何引起的，是否可以治愈，以及它对我们生活的影响
- 疾病的类型；例如，无论是一个小问题、令人尴尬的问题还是令人害怕的事情
- 对医生和患者角色的期望；例如，每个参与者对另一个参与者的期望

你和与你看起来不同的人（例如，比你大得多的人或背景非常不同的人）交谈或讨论某些话题（例如，性、丧亲之痛、对疾病的恐惧）的个人经历会影响你的舒适程度。疲劳程度、全神贯注于其他事情以及你的情绪都会影响你与患者的沟通。

会谈的设置

大多数会谈发生在医院病房、门诊或普通外科手术中，环境本身会促进或阻碍沟通。比如隐私感：病床上的患者不太可能泄露个人或敏感信息，因为知道隔壁病床上的患者可以听到每一个字。背景噪音和干扰是另一个因素：想象你正试图和一个朋友进行严肃的谈话，而你经常被其他人打断。座位安排也会影响谈话的“气氛”。在门诊或全科会谈室，通常有两把椅子和一张桌子（图 2.1）。

安排 A，患者和医生隔着桌子面对面，不太可能让患者安心，也不太可能方便讨论。书桌是一道屏障，谈话可能给人感觉像是一场审问。

安排 B 和 C 更为非正式，为双方提供了更大的灵活性，例如，座位之间的距离。座位靠得太近会有威胁感，但离得太远可能会传达出医生对患者不

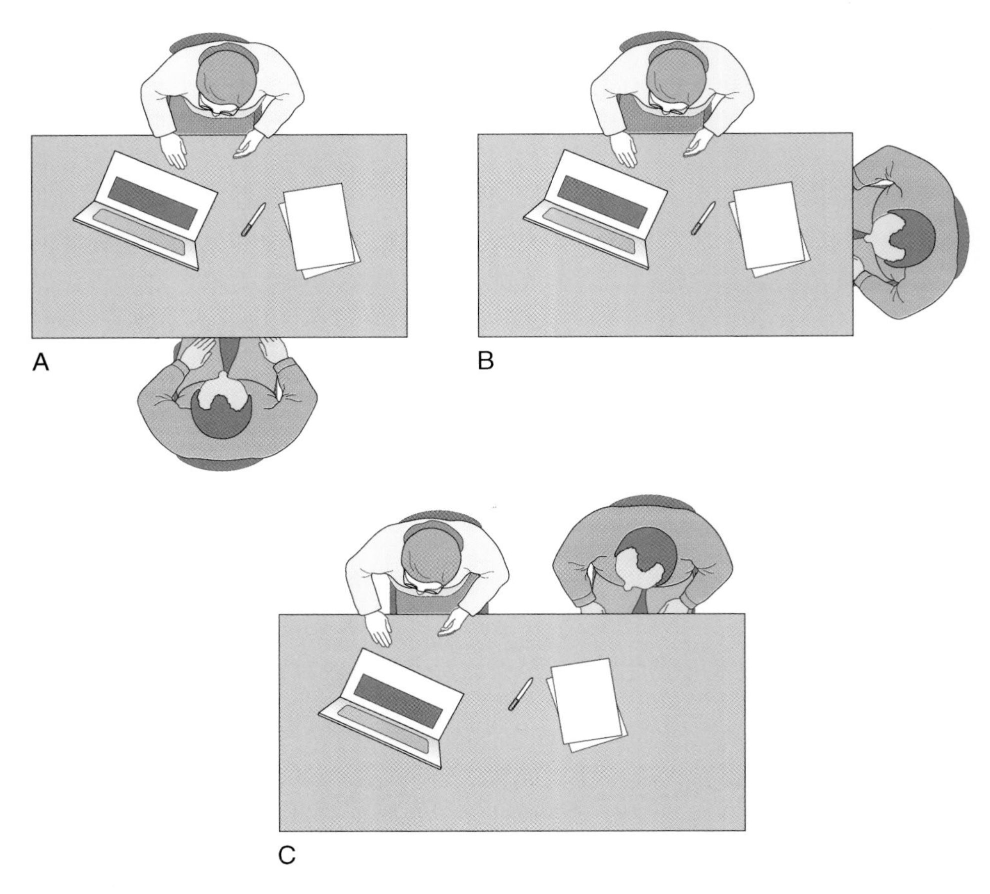

图 2.1　会见时可选择的座位安排

感兴趣的感觉。这个距离可能会在会谈过程中发生变化，例如，医生可能会在提供保证时将椅子拉近患者。

与病床上的患者交谈值得特别考虑。站在患者旁边可能会增加患者的脆弱感，而坐在床上可能会让人感觉不舒服。花时间找把椅子可以为更舒适的谈话创造条件。和你说话的人在同一水平线上对人们在谈话中的舒适程度有很大的影响。

医生和患者或亲属之间的一些谈话是自发的，或者出于某种其他原因，从双方都站着开始（例如，在走廊或急诊科的隔间外谈话）。这可能适合简短的情况告知。但是对于任何更有意义的谈话（例如，解释诊断、制订治疗计划、告知坏消息），应找一个安静的地方坐下来让双方都能够全神贯注地关注这件事，而不会分心。这对于任何要做决定的谈话都特别重要。

最后，考虑设置中的另外两个因素：其他人的存在和计算机的存在（图 2.2）。

想象一个医生有检测结果要和患者分享的情况。患者非常担心，因为一个有类似症状的亲戚被发现患有非常严重的疾病。

你认为这些对患者会有什么影响：

- 患者躺在病房的床上，除了医生，还有其他几个工作人员站在床边。
- 患者和医生坐在诊室的办公桌前，但医生更多地看着电脑而不是患者。

再次考虑图 2.1 中的座位安排。在这些安排中，患者还能看到电脑屏幕吗？如果医生经常看着患者看不见的屏幕，会对患者产生什么影响？

我们开始谈话的环境和方式会对接下来的事情产生深远的影响。

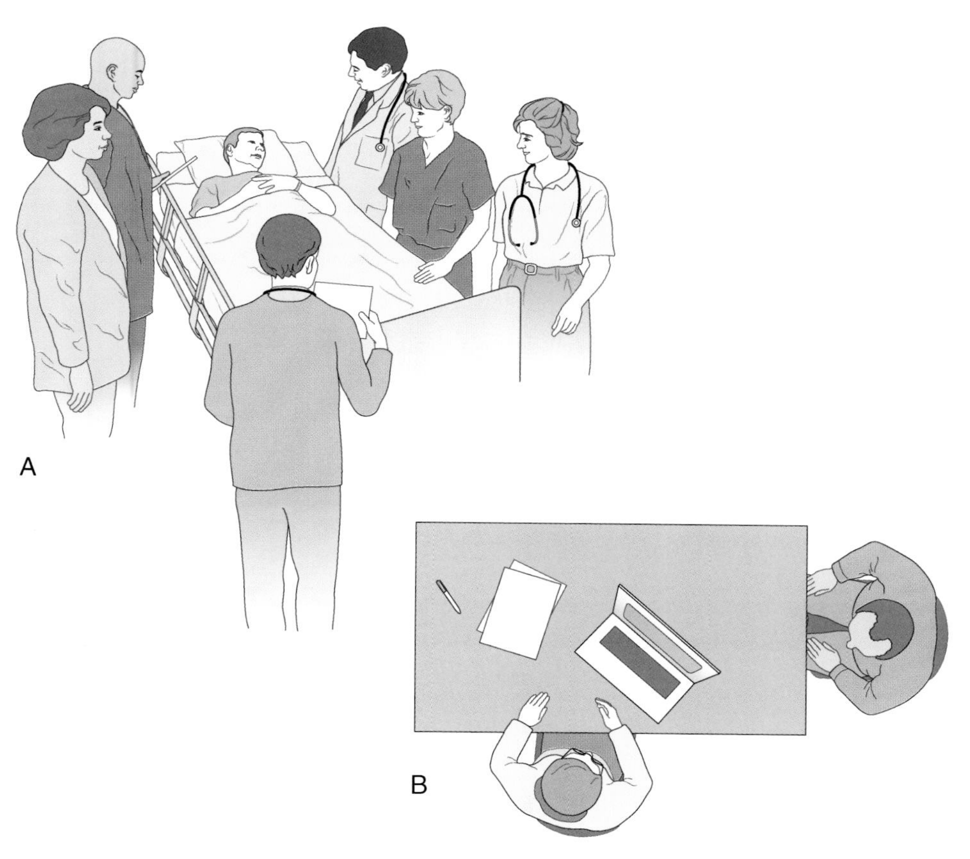

图 2.2　设置中的其他因素

会谈的开始部分

“开始的介绍是在一个受苦受难的人和另一个想帮助他的人之间建立一种联系。他们开始治疗关系，并能在困难的情况下立即建立信任。”[13]

回想一下你自己经历过的正式会谈：

- 会谈之前和会谈期间，你感觉如何？
- 有什么让你放松的事情吗？如果有，是什么？
- 有什么让你感到不安的吗？如果有，是什么？
- 有哪些地方可以改变，让你感觉更舒服？

描述让你感到轻松的事情，可能包括：

- 舒适的环境
- 称呼你的名字来打招呼，也许是握手和微笑
- 被提供座位
- 会谈者介绍自己并解释会谈计划
- 简单的第一个问题
- 会谈者看着你
- 会谈者在听你说话

不如人意的开场有可能会导致一个令人不满意的会谈，如案例2.2所示。

开始会谈包括介绍和明确会见目的（表2.2）。做这些的目的不仅仅是在进入会谈的正题之前敷衍了事地打个招呼。而是开始：

- 提供信息，说明人们可以从今天的会谈中，尤其是从你这里会得到什么
- 有助于建立信任和支持的氛围
- 强调患者将被视为一个人，而不仅仅是一系列症状
- 帮助减轻焦虑

案例2.2 不成功的开场

弗朗西斯夫人是一名31岁的店员，她是当地医院的门诊患者。以下是她的故事：

当我走进又大又空的房间时，我感到失落。我不知道该坐在哪里，医生低着头在写字，护士在打电话，一些医学生在互相交谈。我等了一会儿，想跑出门去。似乎过了很久，医生让我坐下来，问我怎么了。我不知道他的名字，也不确定他是否知道我的名字。我一直在想我的问题和我想告诉医生的事情——但我都忘了——他似乎对此不太感兴趣。我希望我不用再去了。

表 2.2 关键会谈技能

开始

- 称呼患者的名字（如："早上好，理查森先生"）并握手，如果合适的话
- 给患者一个提供座位，或者坐在眼睛可以平视的位置上
- 介绍你自己的名字和角色（例如，"我是朱迪·威廉姆斯，医学生。我正在受训成为一名医生。威尔斯医生让我和你谈谈"）
- 讨论谈话的目的（例如，"我想知道导致你住院的问题。"）
- 说一下需要多少时间（例如，"这大约需要 20 分钟。"）
- 解释接下来会发生什么（例如，"我会回到威尔斯医生那里，解释你告诉我的事情。"）
- 解释记笔记（例如，"我想记笔记，这样我就能记住你告诉我的话。你同意吗？"）
- 检查患者是否同意（例如，"可以吗？"，"你愿意和我说说吗？"）
- 尊重患者的决定（例如"是的，当然，我可以在你不那么累的时候再来"，"是的，如果你只有几分钟的时间，我们谈的时间可以更短一些。"）

会谈的主要部分

- 保持积极的氛围、热情的态度和良好的眼神交流
- 在开始时使用开放式问题
- 仔细听
- 对语言和非语言的线索保持警觉并做出反应
- 通过语言（"多告诉我一些"）和非语言（通过姿势和点头）鼓励患者
- 在适当的时候使用特定的问题
- 澄清患者告诉你的事情

结束

- 总结患者告诉你的内容，并询问你的总结是否准确
- 询问患者是否想补充什么
- 解释接下来会发生什么
- 感谢患者

- 强调你和患者之间的伙伴关系。

基于有效医患沟通经验建立的会谈模型，强调了这一阶段的重要性。例如，在"四个习惯模型"中，医生的第一个任务是重视会谈的开场（表 2.3）。这包括三个重要的方面：迅速建立融洽的关系，引发患者表达自己的顾虑，以及与患者共同计划本次会谈[14]。

表 2.3 四个习惯模型[14]

- 重视会谈的开场
- 引发患者表达自己的观点
- 展示同理心
- 重视会谈的结尾

会谈的主要部分

回忆一下你不得不和另一个人分享坏消息的例子。你可能会期望对方：

- 提出适当的问题
- 认真倾听并表现出兴趣
- 如果你卡壳，帮助你继续进行对话

提问、倾听和引导对话进行是使我们能够与他人有效沟通的三项关键技能（表 2.2）。

提问

会谈最常见的理由之一是收集患者寻求帮助的情况信息。目的是获得尽可能准确、完整和相关的信息。收集信息最明显最直接的方法就是提问。然而，对医学生和医生的研究发现了一种趋势：

- 问太多问题
- 快速提问，不给患者足够的时间来回答
- 提出过于具体、冗长或复杂的问题
- 阻止患者用自己的话解释问题
- 提问的方式可能会使给出的答案有偏差
- 避免询问他们觉得敏感的话题。

研究发现，收集信息最有效的医生[15-18]：

- 从一个开放性问题开始，询问患者今天为什么参加治疗
- 倾听对方的开场白，不要打断
- 询问患者是否还有其他想提及的事情
- 确立患者个人观点（例如目标、关注点、期望和偏好）
- 总结此人提到的问题清单
- 依次探讨每个问题
- 首先提出开放性问题，然后转向更具体的问题，以澄清细节
- 定期总结
- 澄清使用的任何不熟悉的单词、短语或专业术语
- 将患者所说的话反馈给患者，以鼓励患者进一步详细阐述相关信息

- 将信息总结给对方
- 询问总结中的信息是否准确完整
- 做最后检查，确保没有遗漏任何内容。

如本表所示，有效收集信息不仅仅是提出问题，还涉及在会谈过程中不同时间使用的几种不同技能。

开放式和封闭式问题

开放式问题鼓励对方给出完整的答案，并用自己的语言解释问题。它们通常以“如何”“什么”或“为什么”（how，what 或 why）开头，但也可以用间接问句（例如“多告诉我关于那件事的情况”）。开放性问题特别有助于在会谈开始时确定患者想要讨论的全部问题。

封闭式问题将答案的范围限制在简单的“是”或“否”（例如“疼痛会让你晚上醒来吗？”）。这些在关注特定方面时非常有用，例如，在澄清细节时。封闭式问题的两个缺点是：

1. 你通常需要提出更多的问题才能获得同样多的信息
2. 你可能会错过重要的信息，因为你只收到你特别询问的方面的信息。

特别是，过于迅速地集中注意力，对所提到的第一个症状提出一系列封闭的问题，会导致会谈的一大部分被问题的一小部分占据。第一个症状可能不是这个人讨论的唯一或最重要的问题。有时，人们会在开始提起他们最担心的问题。

在会谈过程中，混合提问方式通常是有帮助的，通常从开放式问题开始，然后根据需要转到更封闭的问题，以便更详细地探讨问题。这被称为“开放到封闭的问题锥”（“open to closed guestion cone”）。

提问的方式也取决于环境和问题。例如，如果一个患者在事故发生后手臂疼痛来到急诊室，医生可能会很快进入封闭式问题，以确定疼痛的位置以及患者是否可以移动手臂。当患者觉得谈论这个问题很尴尬时，那么在回答一组更具体的问题时也会感到更自在，问这些问题时的语气是“这都是非常常规的”。在沟通中注意到提问风格对谈话“气氛”的影响并做出反应调整，有助于谈话的顺畅进行。

案例 2.3　开放式和封闭式问题的回答

克拉克先生是一位 47 岁的会计。他在胸痛发作后来到急诊室。首先他看了耶茨医生：

耶茨医生：我从你的记录上看到你胸痛。你还痛吗？
克拉克先生：不，现在不痛。
耶茨医生：是紧的痛还是钝的痛？
克拉克先生：好像是隐隐痛。
耶茨医生：痛向你的胳膊放射吗？
克拉克先生：不，不放射。
耶茨医生：痛是游走的吗？
克拉克先生：不是。

后来，克拉克先生看了维尔医生：

维尔医生：我知道你胸口痛。你能告诉我更多吗？
克拉克先生：痛是当我坐在办公桌前的时候出现的。那是一种奇怪的隐痛，一直在我的胸口。最近痛过好几次。
维尔医生：痛过好几次？
克拉克先生：是的，在过去的一个月里有三四次。我工作一直很忙，似乎快到下班的时候开始痛。

考虑一下这两种提问方式在收集有关克拉克问题的信息方面的效率。

探究性问题

探究性问题鼓励一个人详细阐述一个话题。探究性问题可用于：

- 澄清：例如，“你这样说是什么意思？”
- 说明：比如“你为什么这么想？”
- 检查准确性：例如“你一天吃三片？”

收集有关问题的信息很少涉及问一个单一的、完美的问题。探究性问题有助于探索问题的不同方面或个人对情况的体验。

其他提问方式

带有引导性的提问和复杂的问题往往会影响患者的回答，并且在会谈收集信息时往往效率较低。引导性问题鼓励人给出提问者期望或想要的答案。有不同的类型：

1. 会话性的：常用于闲聊（例如，今年的天气不是很糟糕吗？）。这不是用来收集信息，而是作为一个社交语言。
2. 简单的：可以用来反映某人所说的话（例如，“所以你睡得不好，是吗？”），要么是为了确认已经提供的信息，要么是为了鼓励对方详细说明。但这些问题可能表明人们已经做出了假设（例如，“你以前从未经历过这样的痛苦？”“没有避孕套你就不会做爱，是吗？”）。这些问题通常起到反问句的作用，患者可能会觉得“正确”的回答仅仅是同意陈述。

3. 微妙的：提问的措辞影响到回答者。例如，在一项研究中，人们被问到“你经常头痛吗？如果是，多久一次？”平均每周有 2.2 次头痛。当问题稍微改成“你偶尔头痛吗？如果是，多久一次？”平均回答为 0.7 次头痛——这是一个显著的差异[19]。

关于头痛的问题如何措辞才能避免影响答案？

人们通常没有意识到他们在问引导性问题。

复杂问题包括几个问题。例如，“你是昨天还是今天开始呕吐，腹泻了吗？”很可能只有一部分问题会得到回答。语速和缺乏眼神交流——例如，当阅读清单上的问题时——也可能会导致错过对方对这些问题的真实答案的提示。

倾听

对患者来说，被倾听是会谈中最重要的方面之一[20-21]。倾听是沟通过程中最明显的构成部分之一，然而有时人们发现很难接受对方试图传达的信息。

想象你在另一个国家，需要问路。你问某人，他愿意帮忙，但你很少讲这门语言。

是什么让你更容易或更难记住别人给你的指示？

有效倾听的常见障碍有：

- 一次传递的信息太多
- 全神贯注于其他事情（例如试着记住问某些问题）
- 信息与你的期望不符
- 担心冒犯他人（例如打断对方的交流）

倾听不仅包括接收信息，而且更重要的是，与说话者“合拍”并做出适当的回应。这意味着要对一个人用来传达信息的线索保持敏锐，不管是交流事实、表达情感还是透露担忧。在交谈中有意识地专注于对方被称为积极倾听。

例 1：汉纳瓦太太来看她的家庭医生了。当她走进房间时，脸上没有笑容。她看上去很累，不像往常一样。当被问及这次来访原因时，她简短地回答说，她想问问她正在服用的降压药的事情。医生只有一半时间在听，因为今天早上手术要用的电脑系统出了点儿问题，耽误了她的工作进度。当患者到达时，她一边看着电脑屏幕，关闭上面的一个文档，一边回答患者说："好的，谈谈降压药物。"同时从电脑上调出了患者的用药记录。

例 2：努兰先生去了一家门诊，因为他一直有持续的胃痛。医生问他是否有其他症状。努兰先生犹豫了一下，说："不，不完全是。"他看起来有些不确定。医生决定在前面的问题上再加上一句，鼓励他多说："或者你注意到的其他任何情况？"

积极倾听的主要特征是：

- 专注于收集患者所告诉你的完整、准确和具有代表性的信息
- 了解所说内容对患者的影响
- 对语言和非语言线索做出反应
- 表现出你在关注并试图理解

获取线索

线索就是可以添加、修改、强调或有时甚至反驳一个人所说的话的信号。有时，它们表示一个患者不确定是否要提及的问题或表示一个特别的担忧。

语言线索

案例 2.4　获取语言线索

斯通医生：你好，费恩夫人，请坐。今天我能帮什么忙？
费恩夫人：医生，我想我应该来就诊，关于我的头痛。
斯通医生：也许你可以告诉我更多关于头痛的事情。
费恩夫人：嗯，真的很糟糕，而且越来越糟糕。头痛在我母亲去世后不久就开始了，现在头痛时又感到头晕。我真的很担心。
斯通医生：你能告诉我你为什么担心吗？

斯通医生找到了一个关于费恩太太担心的语言线索，开始更详细地探讨这个问题。

也有准语言线索，就是语言的特征，如语气、时间、对某些词的强调和无词的发声（如"mm-hmm"表示同意）。同样，这些可以突出对表达者来说重要的东西。

非语言线索

我们用我们的肢体语言揭示了很多关于我们自己和我们的感受的信息——例如，我们的面部表情、眼神交流、手势和姿势——以及其他方面，比如我们的穿着方式。

考虑一下医生与患者谈话时以下情形的影响：

- 在会谈开始时未能进行眼神交流
- 大部分会谈时间都花在看病历或电脑屏幕上
- 坐立不安或轻拍双脚
- 面部表情显得无聊或不赞成。

虽然这些似乎是非常明显的线索，但有时医生和医学生关注的是语言交流的信息，“忽视”了他们以非语言方式发出的信号。医生、学生和患者都通过非语言线索来表达自己。语言和非语言线索的结合可以对患者的会谈体验产生强大的影响。

引导

引导是有效倾听的重要组成部分；其目的是鼓励人们解释他们要说的话。语言引导的例子有：

“请告诉我更多关于那件事的信息。”
“是的，我明白了，请继续。”

非语言引导的例子包括稍微向患者倾斜，保持眼神交流，在适当的时候点头。像“mm-hmm”（被称为“最小的鼓励方式”）这样的发音表明你希望对方继续，而不打断他们的交流。

澄清

要求一个人澄清所说的话可以用几种方法来做：

“你能更详细地描述一下疼痛吗？”
“你说的头晕是什么意思？”
“所以你从药剂师那里买了些东西来帮忙——那是什么？”

回应

回应一个人所说的话，表明你在倾听，并鼓励他们继续。这在许多类型的与患者的谈话中都很有帮助，尤其是当一个人因为他们的感受而感到很难继续下去的时候。

“你说一个月前就开始累了。”
“自从你母亲去世后，你就有这种感觉。”

沉默

沉默可能会让我们感到不舒服，可能会有一种冲动，想赶过来填补空缺。然而，沉默让对话双方都有时间反思所说的话。谈话中的停顿有助于人们记住他们想说什么，或者想问什么。花点时间做个总结也有助于过渡到谈话的下一个阶段。

共情

“尽你所能，了解患者的精神状态，进入他的感觉……温和地审视他的缺点。亲切的话语，愉快的问候，同情的眼神。”威廉·奥斯勒爵士[22]。

人们一般都希望自己能被倾听和理解。这在医疗环境中尤为重要：患者及其家属往往焦虑不安，往往存在不确定性，人们可能面临困难的消息或艰难的决定。在这种情况下，当我们谈论共情时，我们指的是医生的能力：

- 准确识别他人的感受和经历
- 把这种理解传达给对方。

这有时——但并不总是——需要考虑如果你处在另一个人的情况下，你会有什么样的感受。例如，如果你经历过丧亲之痛或失去亲人，这可能会让你了解最近丧亲患者的感受。但这并不意味着你在“设身处地为别人着想”——如你可能从未体验过患者的感受，或者如果你处于同样的情况下，你可能会有不同的反应。目的是了解对方在这种情况下的感受。

有些人发现，由于他们的背景、个性或以前的经历，他们比其他人更容易产生共鸣。然而，与患者共情的能力是一项关键的专业技能，是可以学习的。共情是良好的倾听和愿意理解他人经历的一种结合。

关键技能是：

- 在会谈过程中营造一种支持性的“氛围”
- 积极倾听
- 对语言和非语言线索的反应
- 探索患者的体验
- 提问（例如，关于患者的感受或情况对患者的影响）
- 意识到你可能做出的假设
- 表明你的理解和支持，例如

患者：我刚经历了一场艰难的离婚，然后我父亲突然死于心脏病发作。
医生：那对你来说一定很痛苦。

同理心是一种强大的治疗工具，也是发展有效的人际关系的重要因素。第四章将更详细地讨论共情。

触摸

触摸是另一种强大的交流手段，我们用它来表达各种情感，包括温柔、爱和愤怒。在医患关系的语境中，触摸可以传达关心和同理心，它本身也可以起到治疗作用。但是，这可能会被误判，让人觉得很不舒服。

医患见面时应该什么时候使用触摸？没有硬性规定。在会谈开始时与患者握手通常是合适的，但在某些情况下可能会觉得太正式。搂着一个痛苦的人可以给人安慰，或者把手放在一个难以表达自己想法和情绪的患者的胳膊上可以传达同理心。但是每个人对触摸都有不同的偏好，对一个人来说令人安心的东西对另一个人来说可能会感到非常打扰。这里有一些关于与患者接触的一般准则：

- 尝试评估患者对被触摸的可能反应。你可以从患者讲述他们的故事、姿势和其他肢体语言的方式中找到线索。
- 如果你对触摸患者感到不舒服，最好不要这样做——你可能会向患者表达你的焦虑
- 考虑社会和文化规范——在英国，令人安心和安慰的触摸通常采取将

手放在手臂或肩膀上，或者握住某人的手的形式。医生和患者的年龄、性别和文化背景会影响到触摸是否合适。

如果你觉得触摸不合适，你所说的话、你的姿势、语调和积极的倾听同样可以很好地传达安慰、同情和使之安心。

体检期间的沟通

到目前为止，我们所讨论的触摸也适用于作为会谈过程中的一种沟通形式的触摸。然而，在体检过程中，触摸也有一些不同的问题。例如，当患者坐在沙发上等待检查时，他们很可能会意识到自己的脆弱性。他们也可能会对可能发现的东西感到尴尬和焦虑。一些指导原则是：

- 尊重患者的敏感和矜持；只要求患者脱下必要部位的衣服；不检查患者时，用毯子盖住患者。
- 解释你要做什么。了解患者是否对此有任何顾虑。
- 使用清晰无术语的语言。
- 全程告诉患者你正在做什么和将要做什么。
- 清楚地给出任何指示，并给患者时间去执行。
- 注意不要通过你的面部表情，或在没有任何解释的情况下花费很长时间进行检查来灌输焦虑。
- 通过观察患者的表情尽可能避免引起不适，让患者知道如何应对，例如说“如果感到疼痛不适，请告诉我”。

标记

道路上的标记指引我们前往目的地，并使我们保持在正确的轨道上。同样，谈话中的标记是引导人们了解接下来发生的事情的说明。这有助于你和患者了解会谈的结构，并有助于了解你们所处的位置。

在会谈开始时使用标记：

“我想先从导致你今天来会谈的问题开始讨论，然后我想了解更多关于你总体健康的情况。”

在整个会谈过程中：

“我想再问你几个关于……的问题”
“这将有助于我更多地了解引起你胸痛的情况。”
“所以在家里或工作中没有特别的担心。我们能回到你提到的头痛问题吗？”
“如果可以的话，我能现在给你检查一下吗？”

在会谈即将结束时：

“这就是我想问的所有问题。我能重复一下你告诉我的内容吗？”

总结

在会谈过程中定期总结，在结束时总结可以发挥几个重要作用：

- 它帮助你检查收集的信息的准确性和完整性，为患者提供机会添加任何遗漏的内容并纠正任何误解。
- 它使你和患者能够回顾已涵盖的内容，并考虑是否需要再了解其他内容。
- 这是一种回应的形式，因此可以鼓励患者多说。
- 它可以帮助你“保持正轨”。
- 可以让患者放心，你在仔细倾听。
- 这是结束大多数会谈的适当方式。作为一名学生，你将主要与患者交谈以收集信息。但总结也有助于其他类型的会谈，例如，当已经讨论了治疗方案并就下一步措施做出决定时。

结束会谈

恰当结束会谈能令双方都感到满意。在这一点上，医生和患者回顾已经讨论过的内容，并为下一阶段的护理制订计划（表 2.2）。关键步骤是：

- 表明对话即将结束（例如，你已经完成了所有需要完成的工作）
- 检查患者没有更多要补充的
- 总结患者告诉你的内容，并检查其是否完整和准确
- 解释接下来会发生什么
- 最后感谢患者

要点

- 以患者为中心的会谈的主要特点是：
  - 探索患者的患病经历
  - 引出患者的治疗目标
  - 与患者合作。
- 与患者沟通的核心技能是提问、积极倾听和引导。
- 在会谈过程中，混合提问方式通常会有所帮助。
- 积极地倾听是对一个人试图传达内容的线索保持敏锐。
- 同理心是理解患者体验的重要因素。

参考文献

1. Cushing A. History of the doctor–patient relationship. In: Brown J, Noble LM, Papageorgiou A, et al, editors. Clinical communication in medicine. Chichester: John Wiley and Sons; 2016.
2. Papageorgiou A. Models of the doctor–patient relationship. In: Brown J, Noble LM, Papageorgiou A, et al, editors. Clinical communication in medicine. Chichester: John Wiley and Sons; 2016.
3. Noble LM. The future of the doctor–patient relationship. In: Brown J, Noble LM, Papageorgiou A, et al, editors. Clinical communication in medicine. Chichester: John Wiley and Sons; 2016.
4. Byrne PS, Long BEL. Doctors talking to patients: a study of the verbal behaviours of doctors in the consultation. London: Her Majesty's Stationery Office; 1976.
5. Roter DL, Stewart M, Putnam SM, et al. Communication patterns of primary care physicians. JAMA 1997;277(4):350–6.
6. Agledahl KM, Gulbrandsen P, Førde R, et al. Courteous but not curious: how doctors' politeness masks their existential neglect: a qualitative study of video-recorded patient consultations. J Med Ethics 2011;37(11):650–4.
7. Stewart MA, McWhinney IR, Buck CW. The doctor/patient relationship and its effect upon outcome. J R Coll Gen Pract 1979;29(199):77–82.
8. Starfield B, Steinwachs D, Morris I, et al. Patient–provider agreement about problems: influence on outcome of care. JAMA 1979;242:344–6.
9. Institute of Medicine. Crossing the quality chasm: a new health service for the 21st century. Washington DC: The National Academies of Sciences, Engineering and Medicine; 2001.
10. Epstein RM, Franks P, Fiscella K, et al. Measuring patient-centered communication in patient–physician consultations: theoretical and practical issues. Soc Sci Med 2005;61(7):1516–28.
11. Stewart MA, Brown JB, Weston WW, et al. Patient-centred medicine: transforming the clinical method. 2nd ed. Oxford: Radcliffe Medical Press Ltd; 2003.
12. Stacey D, Légaré F, Col NF, et al. Decision aids for people facing health treatment or screening decisions. Cochrane Database Syst Rev 2014;(1):CD001431.
13. Kate Granger. Hello my name is: introduction; 2014. Accessed at http://hellomynameis.org.uk/home.
14. Frankel RM, Stein T. Getting the most out of the clinical encounter: the four habits model. Permanente J 1999;3(3):79–88.
15. Beckman HB, Frankel RM. The effect of physician behavior on the collection of data. Ann Intern Med 1984;101(5):692–6.
16. Marvel MK, Epstein RM, Flowers K, et al. Soliciting the patient's agenda: have we improved? JAMA 1999;281(3):283–7.

17. Roter DL, Hall JA. Physicians' interviewing styles and medical information obtained from patients. J Gen Intern Med 1987;2(5):325–9.
18. Silverman J, Kurtz S, Draper J. Skills for communicating with patients. 3rd ed. Boca Raton, FL: CRC Press; 2013.
19. Loftus EF. Leading questions and the eyewitness report. Cognit Psychol 1975;7(4):560–72.
20. Maguire P, Fairbairn S, Fletcher C. Consultation skills of young doctors: benefits of undergraduate feedback training in interviewing. In: Stewart M, Roter D, editors. Communicating with medical patients. California: Sage Publications; 1989.
21. Makoul G, Krupat E, Chang CH. Measuring patient views of physician communication skills: development and testing of the Communication Assessment Tool. Patient Educ Couns 2007;67: 333–42.
22. Hofstra Northwell School of Medicine at Hofstra University. About Sir William Osler (1849–1919); 2016. Accessed at http://medicine.hofstra.edu/about/osler/osler_about.html.

3 收集信息

Margaret Lloyd，Robert Bor，Lorraine Noble

接受医疗保健服务的人给医生带来他们的：

- 问题，通常以症状或抱怨的形式出现
- 对这些问题的担忧
- 对治疗的期望和希望。

患者和医生之间的会谈是解决问题过程的基石，不仅在交流信息方面，而且在建立工作关系方面。医生的作用是尽可能准确地了解患者寻求帮助的问题（通常称为“提出问题”），同时形成一种支持性的氛围，在这种氛围中，患者感到被关心，并有信心与医生合作以向前推进。

这是怎么做到的？见图 3.1。

与患者建立关系

收集信息
- 病史
- 体格检查
- 化验检查

建立诊断

与患者讨论问题

与患者一起考虑管理方案，并商定管理计划

安排随访

图 3.1　制订患者管理计划

1. 通过“重视开场”与患者建立融洽的关系（见第 2 章）。重要的是，使一个接受医疗保健治疗的人在讲述他们的故事时感到放松，能够尽可能完整地讲述他们潜在的担忧。
2. 使用病史采集框架收集部分“病史”，这将在本章中讨论。
3. 利用在会谈、体检和化验检查中获得的信息来确定问题或列出可能的诊断清单（这称为“鉴别诊断”）。这一阶段包含临床医学知识和随着经验发展的临床决策过程（称为“临床推理”）。
4. 与患者分享有关问题的信息以及治疗或管理问题的可能选择（见第 5 章）。
5. 与对方讨论可能的选择，并合作做出决策（见第 6 章）。
6. 跟进已实施计划的进展情况。

医患会谈概述

乔纳森·斯利文曼（Jonathan Silverman）和他的同事设计了《卡尔加里-剑桥医学访谈指南》（Calgary-Cambridge Guide to the Medical Interview），该指南概述了整个会谈过程[1]。基本框架显示了从会谈开始到收集信息，直至会谈结束的时间阶段（图 3.2）

同时，有两条平行的线索，医生专注于与患者建立关系，并提供会谈的框架，这两者都发生在整个对话中。扩展的框架（图 3.3）指出了每个阶段中

提供框架
启动会话
收集信息
体格检查
解释与计划
结束谈话
建立关系

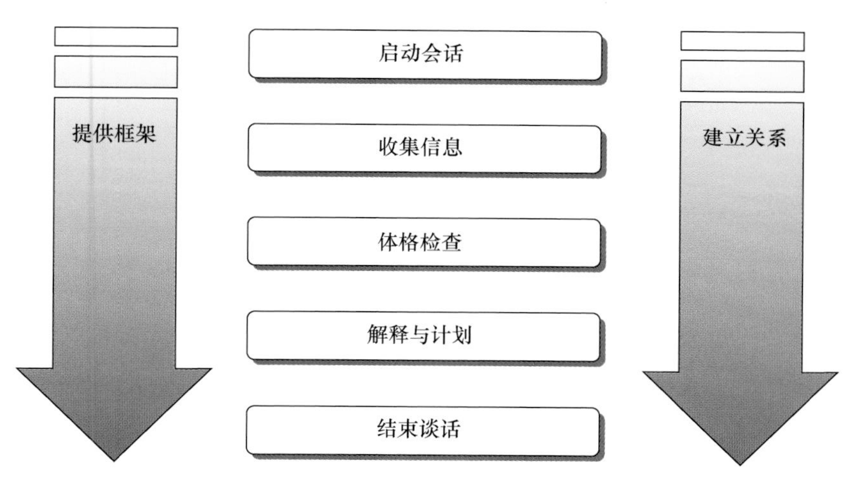

图 3.2　卡尔加里-剑桥医学访谈指南基本框架。© **Silverman J, Kurtz S, Draper J（2013）Skills for communicating with patients.**[1] **Reproduced with the permission of the copyright holder.**

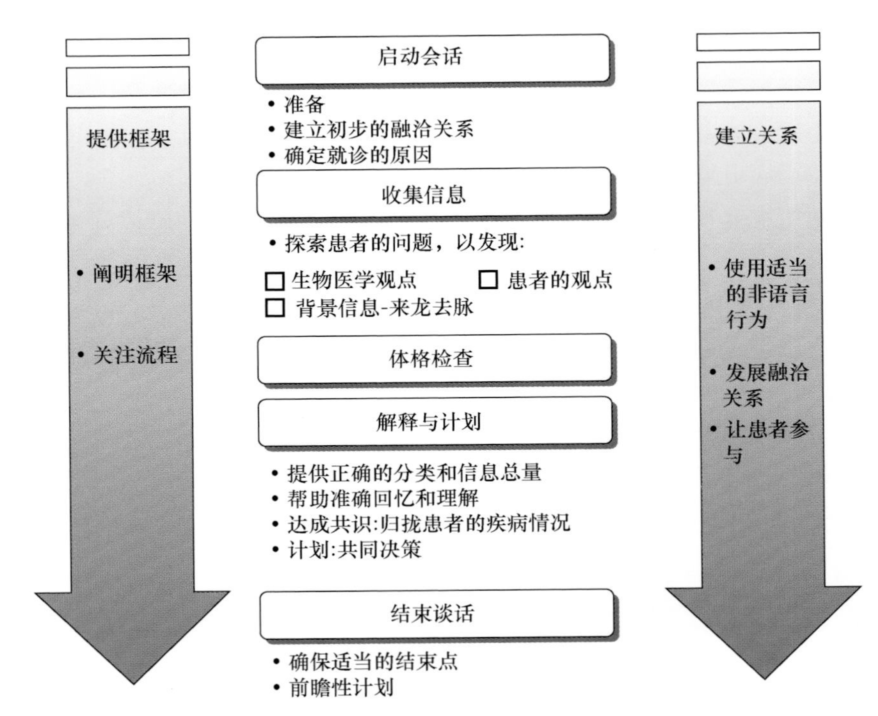

图 3.3　卡尔加里-剑桥医学访谈指南扩展框架。© **Silverman J, Kurtz S, Draper J（2013）Skills for communicating with patients.** [1] **Reproduced with the permission of the copyright holder.**

包含的一些特定元素。有更详细的指南版本 [1-2]。

在本章中，我们将考虑会谈的早期阶段，重点旨在收集信息以获取患者的“病史”。

病史

病史是对患者健康和健康相关问题的全面描述。它包括以下信息：

- 该人目前和以前的健康问题
- 个人健康的其他相关方面
- 当前和以前的医疗
- 个人对问题的看法
- 家庭成员健康的相关方面
- 可能影响其健康、治疗或护理的个人生活其他方面的内容。

医生在会谈中收集这些信息的过程通常被称为“采集病史”。整个会谈过程包括病史和身体检查，通常被称为“给患者看病”。当患者第一次参加服务时，例如住院时，会收集一份详细的病史。综上所述，病史、体检和任何测试或检查的结果应提供识别问题所需的信息（“做出诊断”）。

开始会谈：建立融洽的关系

案例 3.1　开始会谈

一位医生请一位学生替琼斯先生当“办事员”，琼斯先生刚从急诊科入院。学生发现琼斯先生在一间小房间里看报纸。

医学生：你好，琼斯先生。很抱歉打断你。
琼斯先生：你好。
医学生：我是本·布朗，莫里森医生团队的一名学生。我是一名医学生，正在学习成为一名医生。莫里森医生让我和你谈谈导致你住院的问题。
琼斯先生：好的。
医学生：我想问你一些问题，我也会把信息传递给莫里森医生。大约需要半个小时。你觉得可以吗？
琼斯先生：是的，当然，请便。你可以坐在那里。
医学生：我想做些笔记，这样我就可以把你告诉我的一切都写下来。可以吗？
琼斯先生：我没意见。
医学生：你觉得舒服吗？
琼斯先生：是的，我很好——除了我的胃。我想这就是我们要讨论的。

在这种情况下，所有的学生都能够从琼斯先生那里获得语言和非语言的线索，即他很高兴与学生交谈，并且他没有太多的痛苦或不适要进行交谈。

采集病史信息

“听患者说。他在给出你诊断。”威廉·奥斯勒（William Osler）[3]

医生和患者之间的谈话在明确诊断中的重要性已经在会谈、体格检查和随后的测试和化验检查的相对贡献的研究中得到证实。一项研究发现，对于 80 名患者中的 66 名，仅仅基于收集的信息就得出了正确的诊断。只有 7 名患者在体检后改变了最初的诊断，另有 7 名患者在获得检查结果后改变了诊断（图 3.4）[4]。

这些发现强调了准确收集信息的重要性。尽可能有效地使用第二章中概述的技能。仔细倾听尤为重要。

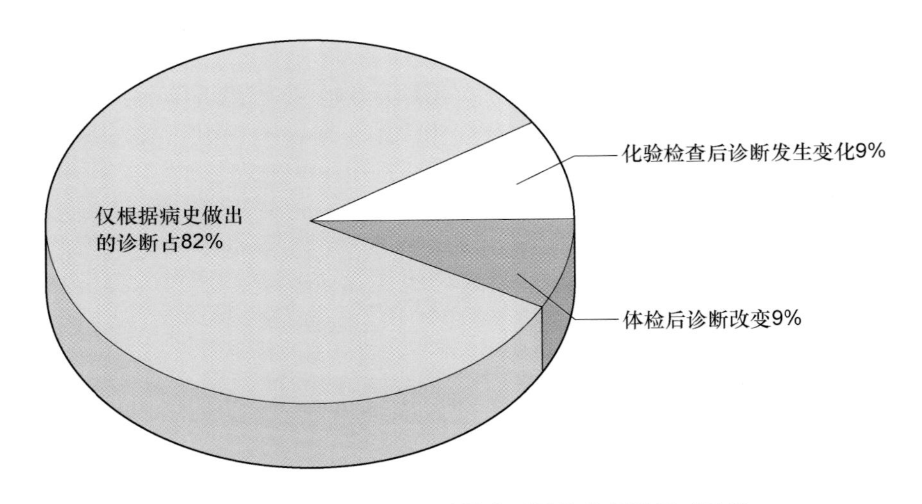

图 3.4　病史、体检和化验检查对最终诊断的相对贡献

有点过时的短语“从患者身上获取病史”意味着信息是单向流动的，从患者到医生——而且患者相对被动。但是我们在第二章中已经看到，医生的所作所为（例如提问方式、倾听、肢体语言）会影响人们如何透露他们的问题。有人说，医生应该学会接收而不是获取病史。

病史的结构

在开始临床培训时，学生们通常会得到关于“如何记录病史”的书面指导。重要的是要考虑：

- 病史的内容，即要收集的信息（表 3.1）
- 会谈过程，即与患者的沟通
- 这些指导在多大程度上促进了以患者为中心的会谈。

这一章已经使用了一些医学专业术语和措辞——这些术语和短语被称为医学行话。

- 到目前为止，本章使用了多少次“病史”一词？
- 你认为非医生的人对“病史”一词的理解是什么？
- “病史”的一部分是“用药史”。你认为这包括什么？
- 如果你说你想“询问他们的药物史”，你认为患者会有什么反应？

表 3.1 病史的结构

- 初始信息
- 主诉
- 现病史
- 既往史
- 想法、顾虑、期望和目标
- 既往医学、外科和精神病史
- 药物史
- 过敏和不良反应
- 家族史
- 社交史
- 系统回顾
- 患者心理状态评估

初始信息

这包括患者的全名和年龄，以及任何其他相关信息（例如，你和患者不使用同一种语言，并且通过翻译进行会谈）。

在会谈开始前知道患者的姓名有助于问候，在开始检查时获知这些信息是很好的做法。不过，请注意，"你是约翰·埃德吗？"它本身不是一个问候语（它是在确认一个事实），而添加一句像"你好，埃德先生，很高兴认识你"的问候语，有社交方面的作用。如果你不确定一个人名字的发音，可以进行询问。花时间检查一个发音很受患者的欢迎，并使你对使用患者的名字感到自信。

你可能更希望患者用你的名字称呼你，有些患者可能会很乐意你用他们的名字。但这是不能假设的——许多成年患者，尤其是老年人，更喜欢用他们的头衔和姓氏来称呼他们。一种解决办法是从使用此人的头衔和姓氏开始，一直持续到另行告知。有时建议学生确认"此人希望如何称呼"，但这可能会导致一些笨拙的问题，诸如"您希望被如何称呼？"名字通常用于较年轻的患者（儿童和青少年），但不一定用于他们的父母。

呈现问题的描述

患者前来与医生讨论的问题被称为"提出问题"或"提出主诉"，这可能是：

- 症状：患者所经历的一些事情，可能是身体上的，也可能是心理上的（例如疼痛，总是感到悲伤）

- 征兆：身体出现问题的迹象（如乳房肿块、跛行）
- 症状和（或）体征的组合。

问题可能是：

- 新的，意思是以前没有和健康专家讨论过
- 一个现存的问题（例如，长期疾病，医学上有时称为“慢性”疾病）
- 与现有问题相关（例如，痴呆的新症状）。

请记住，了解患者问题的最有效方法是：

- 问一个开放性的问题，然后
- 倾听，不要打断，直到患者完成他们的开场白

问开放性问题有不同的方式。例如：

“你能告诉我是什么问题把你带到医院的吗？”
“你今天为什么来看病？”

在笔记中逐字记录这个人的回答是有帮助的。以下是三位患者的一些例子：

奥尔顿先生：（一位老师，52岁）我的肠子已经有一段时间不太对劲了，我的胃一直很痛。
布朗太太：（一位72岁的退休店主）我小便有困难。
道斯先生：（一名47岁的行政人员）我的胸部剧烈疼痛，这让我非常担心。

有时候，一个人会提供诊断而不是症状：“我的腿上有关节炎”，当这种情况发生时，请他详细说明正在经历什么，例如，“你能告诉我这对你有怎样的影响吗？”

如果提到一个你从未听说过的诊断，不要犹豫：

患者：嗯，我有奥斯勒-伦杜-韦伯综合征。
医学生：我刚刚开始工作，恐怕我还没有遇到这种情况——也许你能告诉我它对你有什么影响？

长期生活在疾病中的人会对症状和问题的影响有一个非常真实的理解，你可能只读到过这些症状和问题，而从这些经验中学习对理解这些疾病的影响有着非常重要的作用。

人们经常对自己的经历表示担忧：

道斯先生：我感觉很糟糕，以为我要死了。
医学生：那一定很可怕。你想现在谈还是我们先继续谈话，然后之后再谈？

明确承认一个人对这个问题的担忧或情绪反应表明你正在恰当地倾听和听到这个人在说什么。

接下来，询问患者是否有其他问题。在获得更详细的信息之前，先确定此人希望与你讨论的所有问题，这很有帮助：

医学生：你告诉过我排尿时很痛。在我们进一步讨论之前，你能告诉我你还有什么问题吗？
布朗太太：是的，我一直觉得有点不舒服，而且我的背痛。

把每个人提到的问题——生理的、心理的和社会的——依次列出来是很有帮助的。这有助于你组织会谈的结构和速度，这也会减少一个新问题出现的机会——可能提到的是最让患者担心的问题——在你即将结束时被提及。继续问“还有别的事吗？”直到对方说“不”，表示你愿意倾听患者希望讨论的所有问题。

当然，有时人们在会谈开始时会忘记或不愿透露问题。但是，当你着手建立融洽关系时，人们会开始发现讨论他们的问题变得比较容易。在会谈过程中，例如，在讨论每个问题之后，阶段性总结会有所帮助。会给患者提供一个机会，让他们补充想告诉你的事情，也给你机会检查是否已经问了所有想问的问题。

现病史

现病史的目的是：

- 获得关于患者寻求帮助的问题的完整、准确和相关的详细信息
- 确定问题对患者日常生活的影响

为了收集详细的信息，通常你会先问一些更开放的问题（图 3.5）。问题的确切性质取决于患者所遇到的情况（症状）。

为了更详细地考虑这一点，我们将研究当患者因疼痛而就诊时你可能会问的问题。

它是什么样的？

症状的性质各不相同。例如，疼痛可以描述为尖锐、迟钝、紧绷、悸动、

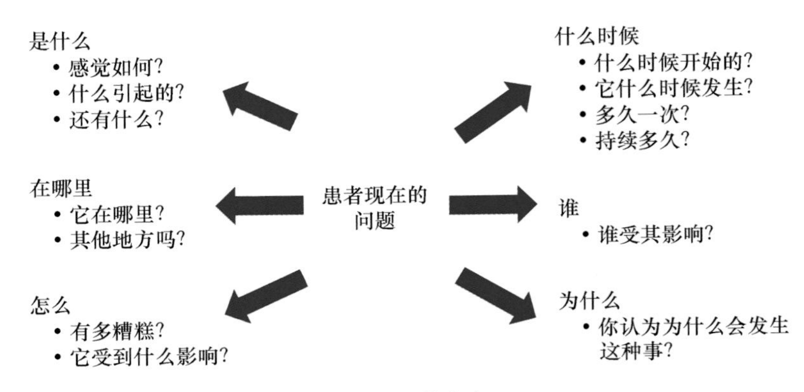

图 3.5 现病史

持续或“来去匆匆”。这对于确定诊断非常重要。例如，有胸膜炎的人通常会提到吸气时剧烈的胸痛，而心脏病发作的人通常会提到胸部持续的“紧绷、紧抓的疼痛”。

还有什么?

询问患者已经注意到的其他问题（医学术语称为“相关症状”）可以提供重要信息：

学生：当你感到胸痛时，你同时还注意到了什么吗?
道斯先生：是的，我的心跳加速，感觉有点喘不过气来。

在哪里?

确定问题的位置尤其重要。要求这个人准确地指出他们身体上的位置可以提供比语言更多的细节。

在某些病症中，疼痛会扩散到身体的另一个部位（医学术语称为“辐射”）。例如，患有胆囊疾病的人可能会感到上腹部和右肩疼痛，椎间盘突出的人可能会感到背痛，疼痛会蔓延到腿部。因此，询问一个人哪里感到疼痛是很重要的。

有多糟糕?

你会想知道问题的严重程度，例如疼痛是轻微的、中度的还是严重的。当然，人们对疼痛的感知和承受能力有很大的差异，所以让这个人把他们现在疼痛的严重程度和以前的经历联系起来是很有用的：

道斯先生：疼痛非常可怕。
学生：你会说这是你经历过的最严重的疼痛吗?

道斯先生：嗯，当我坐骨神经痛的时候，我的腿很痛，但是这个比那个更严重。

它是如何受到……的影响的……？

人们有时会发现，有一些“调整因素”会使症状变得更糟或更好：

学生：当你感到疼痛时，有什么能让它好转吗？
奥尔顿先生：好转是在我放屁或上厕所的时候。
学生：你吃什么会影响这些症状吗？
奥尔顿先生：我以前吃很多蔬菜和水果，但是我现在已经减少吃这些了，疼痛似乎有所缓解。
学生：你因为疼痛吃过什么药吗？
奥尔顿先生：没有。我试着吃了几天止疼药，但这似乎没什么作用。

什么时候？

你需要知道时间：疼痛何时开始，如何开始，持续时间，多久发生一次，如果合适的话，怎么结束的。有时，让患者回忆起第一次出现问题的时间，并描述从那以后问题是如何发展的，这是很有帮助的。如果有很多次疼痛，请对方描述一个典型的情节。

学生：疼痛持续多长时间？
道斯先生：就一小段。
学生：一小段时间大概有多长？
道斯先生：哦，不到半小时。
学生：不到半小时是多长？
道斯先生：大约 20 分钟。

重要的是要确定症状出现的情景：

学生：所以你的腹部疼痛，还有放屁和上厕所的问题。你能告诉我疼痛发作时你通常在做什么吗？
奥尔顿先生：我一直在考虑这个问题。我度假时从来没有遇到过这个问题——这似乎主要发生在我工作繁忙的一周。

对患者的生活质量有什么影响？

你可能已经从你之前问题的答案中发现了很多关于这个问题对这个人生活的影响。特别关注对患者的以下方面的影响也是有帮助的：

- 情绪
- 人际关系，尤其是与伴侣和近亲属的关系
- 工作
- 休闲和社交生活。

学生：我想知道这对你的生活有什么影响。

奥尔顿先生：我不大确定你在说什么，但我知道我有时感觉有点低落。

学生：有点低落？你能再告诉我一点这是什么意思吗？

奥尔顿先生：嗯，当我们出门前疼痛袭来，我感到厌烦，我不得不在马桶上坐很久，然后我们就迟到了——我的伴侣非常生气。

学生：你担心吗？

奥尔顿先生：我们经历了起起落落，但不算太糟，真的。如果有什么让事情变得更糟，我认为如果继续这样下去，那将会是一个问题，因为我们已经开始为此争论了。我只想回到正常。

探索患者的观点：想法、顾虑、期望和目标

理解问题是与患者建立协作工作关系的关键要素。建立对问题的共同理解是支持患者做出有关治疗决定的先决条件。

这包括问这个人：

- 认为问题可能是由什么引起的
- 担心什么
- 希望医生 / 医疗机构能够做到什么
- 希望最终结果是什么。

问题的例子有：

“也许你能告诉我你认为是什么导致了你的问题？”
“你有什么特别担心的吗？”
“你希望医生今天能做什么？”
“你希望会发生什么？”
“什么对你最重要？”

既往医疗、外科和精神病史

关于患者先前疾病的信息有助于了解当前的问题，并考虑治疗方法。

这包括此人的以下信息：

- 既往一般健康状况
- 以前的疾病
- 住院
- 手术
- 事故和伤害
- 怀孕。

首先解释你打算做什么，这有帮助开始对话（即“标记”），然后逐一完成你需要覆盖的主题：

学生：现在我想了解你过去患过的所有疾病。你在医院接受过什么治疗吗？

布朗夫人：让我想想，我在 15 岁或 16 岁的时候就做了阑尾手术，大约 5 年前我度假的时候患上了严重的胸部感染，这就是所有的治疗。

学生：除了阑尾，你有没有做过其他手术？

布朗太太：不，没有。

学生：你其他时间去过医院吗？

布朗太太：只有当我有两个孩子的时候。

学生：你的怀孕有什么问题吗？

布朗夫人：没问题，从未感觉那么好过！

学生：你能告诉我你是否出过事故或在任何时候受过伤？

布朗太太：嗯，有。大约 10 年前，我在冰上滑了一跤，摔断了腿。事实上，当时我有住院。

学生：你做了什么样的治疗？

布朗夫人：我做了手术——他们说是严重的骨折。现在看来还好。

学生：好的，让我回顾一下你告诉我的情况：你大约在 15 岁或 16 岁的时候就把阑尾切除了，你的腿在 10 年前摔断了，你做了手术，5 年前你患了严重的胸部感染。你有两个孩子。还有什么你能记得的，就之前的疾病而言。

布朗夫人：不，就这些。

在这个阶段，你可能想特别询问一些情况。这将取决于具体情况，但可能包括结核病、风湿热、糖尿病、癌症。

你会注意到，此时上面的学生使用了更多的封闭或具体的问题，当筛选的问题跨越多个主题时，这是通常会发生的——当然需要明智审慎地使用。会谈和非语言交流的节奏是非常重要的，让患者知道这些话题是重要的，而不是仓促完成的。总结有助于核对信息，并发出该部分即将结束的信号。

过敏和不良反应

对物质的过敏反应（包括食物、昆虫叮咬、动物毛发和花粉）以及药物不良反应是非常常见的，但程度各不相同。特别重要的是要检查一个人是否有严重的过敏反应，这可能是致命的。具体的例子如这个人是否对青霉素过敏。

药物史

医学专业人员通常使用"药物"一词，而公众更倾向于使用"药""药丸""药片"等词语。询问药物史的目的是收集一份正在服用的药物的综合清单。如果合适的话，这也是一个很好的机会来询问消遣性毒品的使用情况。

包括：

- 所有目前由医生处方的药物：
  - 片剂
  - 其他类型的药物，如哮喘吸入器、乳膏、肾上腺素自动注射器。
- 该人正在服用的所有其他药物，包括：
  - 该人在柜台上购买的药物
  - 补充性药物、替代药物和草药
- 消遣性毒品（如使用）

目的是收集具体的详细信息，包括：

- 药物服用的频率
- 剂量
- 副作用或其他问题
- 对药物的满意程度

例如：

学生：现在我想问一下你们正在服用的药物。医生给你开了什么药吗？

考克斯先生：嗯，医生说是治高血压的药片，虽然我的腿肿了，但我没有好好吃。
学生：你还在吃吗？
布朗夫人：不，我工作上的朋友说如果我是因为紧张，他就推荐了一些保健食品店的药片。我已经吃了三周了。
学生：你知道它们叫什么吗？
布朗夫人：让我看看我的包里有没有，我可以给你看。

如果患者不确定药名或药物剂量，询问患者是否携带了药物或药物清单，可能会有帮助。

家族史

收集一个人家庭健康的信息很重要，原因有二。第一，可能有基因决定的情况；第二，人们对这一问题的关注可能与家庭其他成员的经历有关。例如，奥尔顿先生可能会担心他的肠道症状，因为他的父亲死于结肠癌。这是一条重要的信息，部分原因是它可以帮助你理解为什么他可能特别担心癌症，还因为他患结肠癌的风险增加，这至少部分是由基因决定的。

收集家族史时，询问所有一级亲属（父母、子女）：他们是否还活着，如果没有，死亡原因是什么。

学生：听说你父亲死于癌症，我很难过。他去世的时候多大？
奥尔顿先生：他是 56 岁，我想。
学生：那你的母亲呢？
奥尔顿先生：哦，她很好，除了有点关节炎，她已经 80 岁了。

最后，询问家人是否患有心脏病、高血压、糖尿病等可能会有所帮助。你可能希望绘制一个医学家谱（图 3.6）。

社交史

这一部分会谈集中在与患者健康护理相关的其他方面，包括：

- 吸烟
- 饮酒量
- 完成日常任务的能力，如自我护理
- 社会环境，例如疾病对工作、家庭和照顾责任的影响

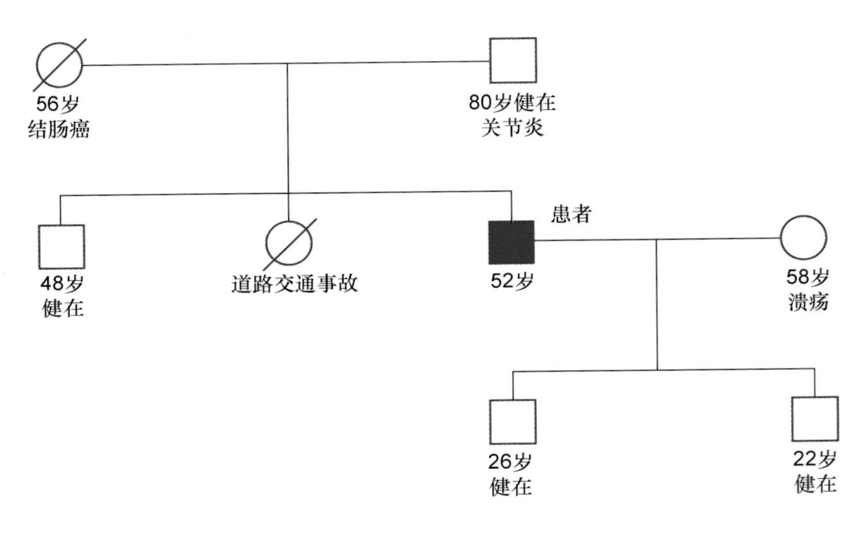

图 3.6　奥尔顿先生的家谱

- 目前使用其他保健和社会保健服务的情况
- 其他法律问题。

吸烟

问这个人吸烟吗，如果吸烟，他们吸什么？多少年，每天多少？如果此人目前不吸烟，他们过去是否吸烟？如果是，持续多久。目的是计算一个人相当于每天吸 20 包香烟的年数（称为“包年”）（译者注：累计吸烟剂量）。

饮酒

有时，学生们不敢询问饮酒情况，担心会冒犯，但这是一般健康检查或“全面体检”的一个标准部分，目的是确定一个人在一周内消耗酒精的通常“单位”数量，以及是分散在几天内还是集中（在“单次”饮酒中）。一个单位是 8 克纯酒精，通常相当于大约半品脱（1 英制品脱 = 568.26125 毫升，译者注）啤酒、一小杯葡萄酒（125 毫升）或一小杯酒。请注意，许多啤酒和葡萄酒的度数更高，而且（包括公共场所和家庭饮用的）一杯酒量可能更大。

学生：我现在想问你的饮酒习惯。你能告诉我你是否喝酒吗？
道斯先生：是的，但不多，我想你会称之为社交饮酒。
学生：你能告诉我你喝什么吗？
道斯先生：主要是啤酒：大多数晚上我都会去酒吧和我的朋友喝几杯。
学生：大多数晚上喝几品脱？如果你能回顾一下过去的一周，告诉我你每天晚上喝多少酒，那会对我有所帮助。

道斯先生：嗯，让我想想——我上周大概去了四次酒吧，每天晚上喝大约三品脱。

学生：上周除了啤酒，你还喝了什么吗？

道斯先生：不，没别的了。

据估计，道斯先生总共喝了大约 24 单位，分布在几天内。

社会环境

包括关于患者的职业、生活条件、家庭环境、家属以及支持或压力来源的任何相关信息。例如，一个老年人独自住在一个只能通过楼梯到达的公寓里，如果治疗方案是一项手术，导致几周内人的行动能力下降，他可能会有困难。一个人的疾病和治疗会对其他人产生重要影响，这会给患者带来实际问题和压力。

完成日常任务的能力

这包括一个人在日常生活中遇到的困难（称为“日常生活活动”）和行动不便。重要的日常任务包括：准备或吃食物，洗漱和上厕所，穿衣和脱衣，走动和外出。

卫生和社会保健服务的当前使用情况

询问该人通常接受的任何其他健康服务，例如地区护士和任何社会护理情况，如护理人员或社会工作者的访问。

其他法律问题

例如，这包括如果一个人：

- 难以对自己的护理做出决定（例如，由于精神健康问题、痴呆症或学习障碍）
- 已经提前决定拒绝某些治疗
- 已经任命了一个永久的代理人来代表他们做医疗保健的决定。

系统回顾

会谈中的这一部分涉及与每个身体系统相关的一系列问题。目的是检查该人可能已经忘记或认为不重要的症状（如疲劳或计划外的体重减轻）。这是会谈中的一个非常有条理的部分，包括相当多的具体问题。为了促进这一点：

- 使用备忘录：写下身体系统，以及你将要提到的症状和体征，并在会谈过程中当作清单使用。
- 介绍会谈的这一部分，比如说：我现在要问你一系列常见的医疗问题。这是为了确保我们不会错过任何重要的事情。

图 3.7 显示了要涵盖的常见主题。

你可以询问的问题示例：

心血管系统

你能告诉我你的心脏有问题吗？有胸痛吗？注意到你的心脏在怦怦跳，还是在颤动？你的脚踝肿过吗？

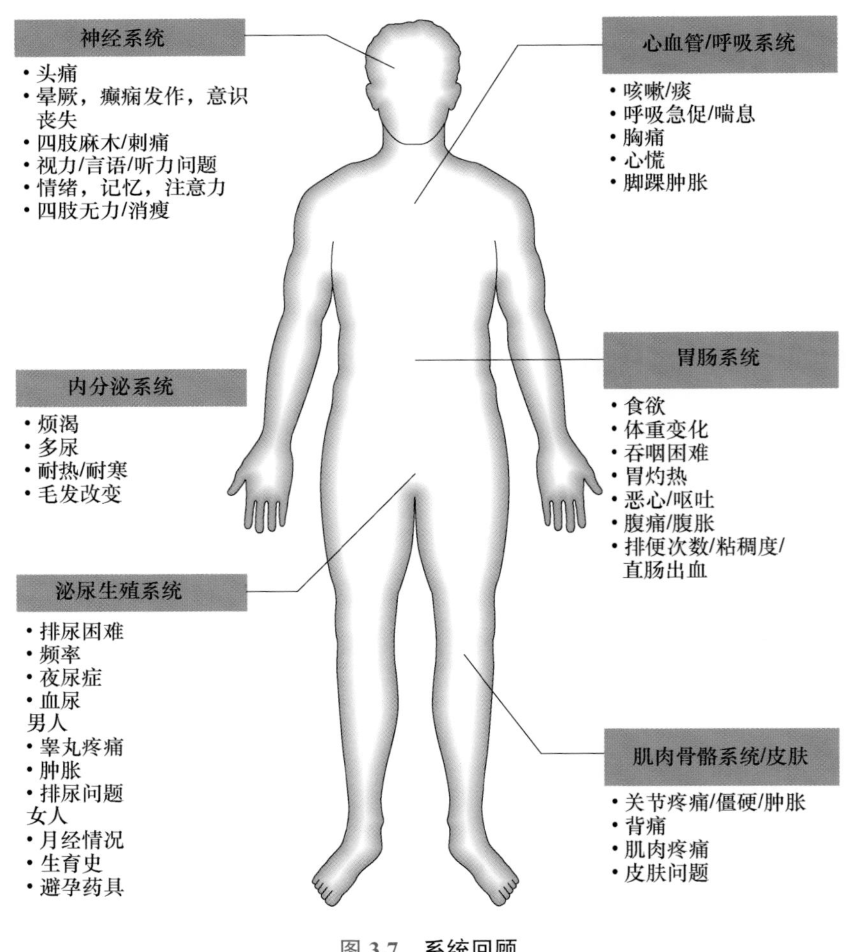

图 3.7　系统回顾

呼吸系统

你的肺有什么问题吗，比如呼吸急促？或者咳嗽？你咳痰吗？它是什么颜色的？你见过里面有血吗？

泌尿生殖系统

你曾经有过排尿的问题吗？有过小便时疼痛吗？你的尿液有异常的颜色或气味吗？

评估患者的精神状态

应该考虑每个患者的心理健康和精神状态。到目前为止你与此人的讨论中，你可能会感觉到：

- 不需要具体的问题
- 你可能希望做一个简单的评估
- 需要在特定领域进行更详细的评估。

通过考虑患者的精神状态，你筛选患者是否有以下情况：

- 认知问题，比如痴呆症的早期征兆
- 精神健康问题，例如，抑郁症、焦虑症、精神分裂症
- 与人的心理健康有关的其他问题，如压力或悲伤。

这里将给出适合常规使用的简要说明。如果怀疑存在精神健康或神经问题，应遵循更详细的评估说明，请参见相关的学科教科书。

外表和行为

非语言线索在评估一个人的心理状态时很重要。注意着装和外表。这个人看起来像是忽略了自己的外表吗？这有很多原因，例如，它可能是由于抑郁症、痴呆症或酒精依赖。缺乏眼神交流可能表示抑郁；坐立不安可能表示焦虑。一个看起来好像在听别人说话分神的人，可能是出现了幻听。

语言

你可能已经注意到这个人说话的质量或数量，这可能表明心理或神经问题。例如，一个抑郁的人可能说话的语气缓慢而平淡；一个患有躁狂症的人可能会用一种快速的、有压力的说话方式。

心情

在会谈过程中，你可能已经收集到了一个人在大多数时候的总体感受（称为“情绪”）或他们目前的感受（称为“情感”）。这个人是否显得焦虑、沮丧、退缩、愤怒？为了进一步探讨，你可以问一些一般性的问题，例如：

“我想知道你是否还像以前一样享受生活？”
“你对你遇到的问题有什么反应？”
“也许你可以告诉我你最近是否感到有点沮丧（压力、焦虑、兴奋）。”

思想内容

这个人可能正在经历一些令人不安的思想或想法，但他们可能不会与你分享，除非你明确要求，例如妄想或自杀的想法。第一个适当的问题可以是：

“你能告诉我你现在在想什么吗？”
“有什么事特别困扰你吗？”
“你有什么想说的，但又一直担心提起的吗？”

如果此人明显情绪低落，敏感地询问自杀意图非常重要：

“你如何看待未来？”
“你有想过伤害自己吗？”
“我想知道你是否有时会觉得生活不值得过？”

那些一直在考虑伤害自己的人可能会感到太尴尬或羞耻，而不去谈论这个话题，但当被敏感和同情地询问时，他们能够说出自己的感受。[5]

认知功能

这指的是人对此时此地的感知（“在时间和地点上的定位”）和一般精神功能。开始的问题可以是：

“我想问你一些关于思维和记忆的问题。你能告诉我今天的日期和你现在在哪里吗？”

认知功能测试包括短期记忆测试，例如：

“我要告诉你三个物体的名字，我要你记住它们。物体是鱼、星星、房子。”

然后，你可以要求此人在稍后的会谈中回忆这些物体。另一个正式的测试是让这个人连续从 100 中减去 7。进行这样一个简单的测试可以表明是否有必要进行更详细的评估。

结束会谈

到现在为止，你将接近会谈的尾声，并且应该熟悉了这个人的故事，以及准备好写下你的笔记。正如第二章所讨论的，你完成会谈的方式很重要。

结束会谈的关键步骤是什么？

写病历

跟患者谈话与信息书写之间存在一些关键差异（表 3.2）。

写笔记能让你组织起信息和想法。笔记一般简洁，并遵循病史结构的顺序（表 3.1）。开头包括日期、时间、服务地点、患者姓名（以及识别信息，如医院号码）、你的姓名和角色。结尾将包括问题总结、可能的诊断列表（“鉴别诊断”）和建议的管理计划（如建议的进一步检查或测试）。如果你的笔记不是为了添加到患者的病历中而写的，请避免包含任何可以让其他人识别患者的详细信息，以防你的笔记丢失。例如，使用患者的姓名首字母而不是全名。

表 3.2　会谈和书面记录之间的差异

与患者面对面讨论以收集病史：

- 开始（介绍，寒暄，共同决定议程安排）
- 可能包括其他话题（包括闲聊）
- 不必严格按照顺序
- 用通俗的语言进行（避免医学术语），包括每个部分的前言
- 有时包括问某些问题的理由
- 使你能够从不同的角度来确定此人的观点和担忧
- **有助于建立信任和有效的伙伴关系**
- 需要不同的技能来应对不同环境和情况下的人
- **结尾（总结，检查，感谢）**

为同事演示的或者书面的版本：

- 严格按顺序排列
- 主要由医学术语和缩略语组成
- 包括鉴别诊断和建议的管理计划

病史的变化

精通使用病史采集框架收集信息需要时间和实践。通过浏览完整的主题列表，定期进行“全面的练习”，在不同的环境中与具有不同问题的患者一起练习——有助于将此作为一项基本技能。然而，并非所有收集信息的会谈都是一样的。例如，当患者在道路交通事故后因严重受伤或突发严重胸痛而刚刚到达急诊科时，花时间采集完整病史是不合适的。

同样，在门诊和全科诊所中，医生通常会有选择地关注病史的某些方面。反映了医生进行诊断和考虑治疗选择的方法。通常，从患者那里收集所有可能的信息（包括病史、体格检查和化验检查），然后才做出诊断，这在实践中并不是最有效的方法。

那么医生如何做出诊断呢？研究表明，医生在会谈早期就利用他们的临床知识和经验，列出可能的诊断清单。有些可能被认为比其他更有可能，有些可以很快排除。然后医生会寻找有助于支持或排除每个潜在诊断的信息。这种临床推理的过程（包括“假设检验”和“模式识别”）随着个人经验积累而发展。

然而，也存在缺陷——过早地锁定疑似诊断可能会导致错过重要信息。例如，提问只是为了确认，当与诊断不符或指向另一诊断时信息会被忽略。确定需要哪些信息以及详细程度的过程是一项关键的专业技能，会随着时间的推移、实践和经验的积累而发展。

一些实用的提示

- 抓住一切机会与患者交谈。没有什么能代替和患者的反复练习。
- 对会谈需要多长时间持现实态度，并与患者就此达成一致。随着你变得更有经验，你会加快速度。
- 如果你使用第 2 章中概述的技能，你更有可能更好地采集病史：
    - 建立融洽的关系。
    - 积极倾听。
    - 在早期阶段主要问开放性的问题。
    - 接收并回应患者的语言和非语言线索。
    - 如果患者卡壳，进行恰当的引导。
    - 总结并检查准确性。

- 制作一份病史采集框架的备忘录，以便在谈话中使用。
- 大多数人在与患者交谈时需要做笔记。你可以决定先做些粗略的笔记，以后再详细写出来。注意记笔记对眼神交流的影响——不要让人觉得你的笔记比患者说的更重要。当你写下的时候，它可以帮助你说出你正在写的东西，这可以作为一种反思或是一个小的总结，然后笔记就变成了谈话的一部分。

介绍患者的病史

在病例讨论或病房查房时正式介绍病史是学习如何专业地与同事进行沟通非常宝贵的一部分。在你的职业生涯中，你将以多种方式（亲自、以书面形式、通过电话）呈现病史信息，这种情况的原因有很多（例如，将患者转诊给另一位医生、请求某些检查、向你的上级医生寻求建议、交给团队的其他成员）。

一开始，它可能令人生畏，但随着实践经验的积累，将成为你的基本技能之一（表 3.3）。

学生遇到患者的常见问题

患者拒绝见我

大多数患者很高兴见到学生，并且经常受益于你和他们在一起的时间：被倾听本身就是一种治疗。另外，许多人希望帮助培养未来的医生。然而，有时患者可能已经把他或她的故事告诉了几个学生，不想再讲一遍，或者可能感到非常不适，或者可能情绪低落（无论他们是否表现出来）。尊重这个人不和你说话的权利，不要把它当成是对你个人的冒犯。

我会忘记接下来要问什么问题

从患者那里收集信息不仅仅是问问题。当谈话有间隙时，感到焦虑是很自然的，但是沉默对于每个人反思到目前为止讨论的内容是很重要的。试着给一个经常打断你提问的朋友讲一个故事，看看你多快就失去了谈话的头绪。总结患者目前告诉你的情况会有所帮助。

表 3.3 介绍患者病史的提示

准备

- 获取尽可能多的信息，如病史、体检结果和检查结果
- 使用标准结构书写病史
- 检查你是否需要回到患者身边澄清任何问题或询问更多信息
- 阅读教科书中有关的医疗状况或可能的状况
- 确定你希望强调的最重要的特征
- 用标题总结细节并写下来（备忘录）
- 想想你可能会被问到的问题

陈述

- 带上你的总结和完整的病史
- 放松
- 说话清晰流利
- 看看你的观众
- 简明扼要
- 如果有人问你一个问题，你知道答案，就自信地表达出来；如果你不确定或者不知道，就说出来
- 如果患者在场，要对患者的需求保持敏感。

跟进

- 如果可能的话，在治疗结束后回去看看你的患者，讨论他或她可能对所讨论的任何事情产生的任何顾虑
- 反思演示：你做得好的是什么？你能改进什么？问了你什么问题，你从中学到了什么？向你的同事寻求诚实和建设性的反馈
- 考虑一下，如果你通过电话将患者介绍给另一位医生，或者给患者的全科医生写一封回信，你会如何提供信息

患者问我一个关于他或她的情况的问题

一般来说，你不应该回答患者可能向你询问的关于他们病情的问题，而是建议他们去问医生。永远不要害怕说：

“我不知道。作为一名学生，我仍在学习。我不想给你任何不正确的信息。我可以请医生和你讨论一下。”

类似的不经意的评论，比如：“哦，我确信这没什么好担心的”，“我肯定你会没事的”或者“我希望医生会送你去医院检查”可能会被视为事实。患者的担忧是病史的重要组成部分，你的主管医生会希望你转达这些问题。

患者私下告诉我一些事情

保密是医患关系的一个重要组成部分，自希波克拉底以来，保密就被载入了职业行为准则。患者可能会觉得你作为学生和你交谈更容易，尤其是因为你可能比一些符合资格的工作人员花更多的时间和他们在一起。偶尔，有人可能想给你信息，但会要求你保密。这让你处境艰难。一般准则是：

- 让患者了解信息将保存在医疗团队内部，未经患者同意不会向其他人（如患者家属）披露，这样说会有所帮助。当患者不同意泄露信息时，只有在非常特殊的情况下，医生才能违背患者的信任泄露信息。关于保密有具体的专业指导[6]。
- 确认患者是否只想让你和医生知道，还是真的不想让你告诉其他人，包括医生。
- 作为学生，永远不要向患者承诺保密。你自我介绍时可以说你将会把信息传递给医生，不要说“你讨论的一切都是保密的”。
- 答应对信息保密（即你不告诉任何人，包括医生）会使你处于困境。有时人们没有意识到学生和医生之间差异的全部含义。
- 不要为了鼓励患者披露信息而承诺保密。
- 探究此人为何希望对信息保密可能会有所帮助。
- 如果有疑问，和高级别人员讨论你的困境。

进行这样的谈话可以帮助他们自己决定他们更倾向如何用这些信息。

患者变得情绪激动或开始哭泣

患者流泪，感到焦虑和尴尬是很自然的。一般来说，控制你的焦虑是有帮助的（它可能会被传达给患者），避免急于“试图让它变得更好”，只是给患者一个表达情绪的机会。你可以通过以下方式提供帮助：

- 倾听
- 表现出同理心
- 无须询问，将纸巾放到患者手上
- 如果感觉合适，可以触摸患者的手臂或手
- 使用回应式评论。

例如：

“我看得出这让你很苦恼。”

“你愿意多告诉我一些你的感受吗？”

和患者坐在一起一段时间可能是最有帮助和支持的方法。

要点

- 医患会谈交流是确定医疗问题过程中的基石。
- 帮助收集信息的核心技能是使用开放式问题、仔细倾听、回应语言和非语言线索以及调整会谈方式，以满足情况和环境的需要。
- 练习使用采集病史的结构有助于将此发展成为一项基本技能。

参考文献

1. Silverman J, Kurtz S, Draper J. Skills for communicating with patients. 3rd ed. Boca Raton, FL: CRC Press; 2013.
2. Silverman J, Kurtz S, Draper J. Calgary-Cambridge guide to the medical interview; 1998. Accessed at: http://www.gp-training.net/training/communication_skills/calgary/calgary.pdf.
3. Silverman ME, Murray TJ, Bryan CS, editors. The Quotable Osler. Philadelphia: American College of Physicians; 2008.
4. Hampton JR, Harrison MJG, Mitchell JRA, et al. Relative contribution of history-taking, physical examination, and laboratory investigation to diagnosis and management of medical outpatients. Br Med J 1975;2:486–9.
5. Coll X, Papageorgiou A, Stanley A, et al. Communication skills in mental health care: an introduction. Boca Raton, FL: CRC Press; 2012.
6. General Medical Council. Confidentiality: good practice in handling patient information. Manchester: General Medical Council; 2017.

讨论敏感话题 4

Robert Bor，Margaret Lloyd，Lorraine Noble

哪些话题比较难讨论?

到目前为止，我们已经讨论了如何采集病史，这意味着以相当标准的顺序询问一系列常规问题。来看医生的人通常希望讨论他们目前的症状，以及其他相关方面，例如以前的疾病或问题对他们日常生活的影响。然而，有些对话并不那么常规，因为有些话题人们觉得更难讨论或更敏感（表 4.1）。许多患者发现针对这些问题寻求帮助是困难的，有时是极具挑战的。重要的是，患者是否能够鼓起勇气寻求帮助，这种寻求帮助是有效的和被支持的。

话题之所以困难，可能有很多原因：尴尬、羞耻、害怕被人评判、害怕坏消息、担心没有合适的词。在这一章中，我们将考虑如何帮助人们讨论敏感话题，然后我们将以性为例进行更详细的讨论。

提出敏感话题

想一想你不得不和另一个人讨论一些敏感的事情的时候。这可能与你的

表 4.1　讨论敏感话题

- 性与性健康
- 丧亲和死亡
- 严重的和不治之症
- 心理健康
- 肠道和膀胱功能
- 肥胖
- 外在形象
- 终止妊娠
- 可能影响健康的行为（如酒精、消遣性毒品）
- 上瘾
- 暴力和性虐待

健康、你的人际关系、你的工作——你生活的任何方面有关。试着记住你在谈话前的感受。

主题是什么，为什么对你来说很敏感?
你是如何在谈话中提出这个话题的? 你是如何选择如何提出这个问题的?
你希望得到什么样的回应?

有时候一个人会直接提出一个很难的话题：

学生：你今天为什么来看医生?
詹金斯夫人：我服用这些药片治疗抑郁症已经两个月了，但没有好转。我觉得没有理由继续这样下去了。

其他时候，一个话题会间接地被提及。一个人可能是在鼓起勇气提出这个话题，也可能是在"试水"，看看对方会有什么反应。在会诊中，患者可以就他们希望讨论的主题给出提示，但只有在"允许"详细说明的情况下才能继续下去：

学生：你还有其他不好的症状吗?
弗罗姆先生：不，不是症状本身。事情真的不再一样了。但是你必须继续下去。
学生："事情不一样了"？你在担心什么吗?
弗洛姆先生：嗯，你知道，我没能和我的妻子在一起。
学生：你做爱有问题吗?
弗罗姆先生：是的。它就是不会出现。

在其他情况下，医生或学生可能会觉得需要提出一个敏感的话题：

学生：所以你的双臂和脸上都有瘀伤?
兰达女士：是的。
学生：这是怎么发生的?
兰达女士：嗯，我和我男朋友有点小矛盾，但这是我的错。他真是个好人。
学生：我能问一下他是否伤害了你吗?

你可能是第一个和患者说话的人。人们经常担心他人对披露的反应。承认一个主题是敏感的，并强调对方控制着讨论，这是很有帮助的，例如：

"我看得出来，这个很难讲。"
"今天你想多谈谈这个吗？"

当一个敏感的话题突然被提起时，它可能会瞬间打乱你的思路，但要注意，语言或非语言的惊讶迹象可能会被误解为震惊甚至不赞成。立即表示愿意倾听是一种有益的支持性回应，例如：

“你愿意告诉我更多的情况吗？”

讨论敏感话题

其目的是探索对方对该情况的体验，特别是：

- 发生了什么事
- 它对人有什么影响
- 这个人希望达成什么。

创造一个支持性的氛围，在这种氛围中讨论一个困难的主题依赖于前几章中讨论的核心技能：

- 在谈话的早期建立融洽的关系
- 积极倾听
- 问一些开放性的问题来鼓励这个人讲述自己的故事
- 以同情回应。

确定一个人自己的观点和对情况的反应是理解他们经历的关键。当我们面对困难的情况时，我们都会考虑如何应对，但目的是要认识到对方的感受和经历。试着意识到你的假设，任何可能影响你去探索他人观点的能力的假设。

诺顿女士：验孕结果呈阳性。我们真的很想要这个孩子。
学生：这是计划怀孕吗？
诺顿女士：是的。
学生：多令人兴奋啊！这是你的第一个孩子吗？
诺顿女士：我大约六年前就怀过孕。
学生：哦，我不知道你已经有了孩子。
诺顿女士：我没有——我当时终止妊娠了。我没有意识到我会再考虑这件事。

意识到这种情况对患者意味着什么

你对情况的看法和患者可能会有所不同。例如，想象一下你看到的是一个皮肤病患者，脸上或手上长出永久性苍白斑（称为白癜风）。这个人天生皮肤苍白，所以斑块不太明显，你见过的患者的情况要明显得多。你可能倾向于向你的患者保证，他们的病情与其他人相比是非常温和的。尽管是真诚的，但这样的回应可能会使患者的经历变得无关紧要，或者让他们因为一开始就谈论它而感到不安。当我们不知如何组织语言，时间紧迫，或者第一次见到患者并试图与他们建立积极的联系时，最有可能发生这种即兴的安慰尝试。

正如在第 2 章中所讨论的，同理心是准确理解这个人的感受和经历，并以支持的方式将这种理解反映给这个人的能力。然而，共情理解的目的不仅仅是了解一个人的情绪，而是确定这个情况对这个人的意义，帮助你们双方发展更深的理解（表 4.2）。

例如，考虑对以下患者陈述的共情反应：

“自从痘痘加重后，我就觉得一切都不对劲。人家不喜欢我。我不喜欢我的工作，我和我男朋友的关系已经恶化了。我不喜欢我现在的样子。”

低水平的共情反应可能是：

“听起来好像，自从你的痤疮加重后，你的情况一直不太好。”

这反映了患者的部分情绪，但与患者描述的问题的严重程度不符。稍微更具同理心的反应可以是：

“所以看起来，因为情况变得更糟了，痤疮让你对事情感到很消极。”

这传达了对患者感受的理解，但同样限制了问题，而不是试图了解情况对患者的影响。试图表现出更深层次的理解可以是：

“正如你所说的，当痤疮突然发作时，它会同时影响到你生活的许多方面。所以，你不仅不喜欢自己的外表，而且也不喜欢自己。”

当人们描述一个敏感或困难的情况时，他们常常担心被人评判。一个人可能非常准确地猜测，如果面对同样的一系列情况，你很可能会以不同的方式做出反应。同样，有时你会发现很难理解这个人的经历，要么是因为感觉

表 4.2　共情理解

- 认识到患者对其特殊情况的感受，这种感受可能是复杂的或矛盾的
- 超越对明显感觉的认知，能够识别更深层次不太明确表达的情绪
- 可以帮助患者体验对他们的意义，或许他们一开始并未意识到

与你自己的生活经历相去甚远，要么是因为你无法想象做出同样的选择。认识到共情的障碍并对自己诚实是很重要的。

一个有用的概念是“无条件的正面尊重”，这是一种表明你关心这个人并接受他们本来的样子，而不做任何评判的方法（表 4.3）[1]。

迪肯先生：我还没做到减少饮酒。上星期我每天晚上都出去，大概喝了和前一周一样多的酒。

医学生：你计划减少你的饮酒量，但是未能做到？

迪肯先生：当我来做手术的时候，这似乎是个好主意，但是如果你不能和你的朋友在一起，那还有什么呢？

医学生：你觉得你会错过你的社交生活吗？

迪肯先生：我不能忍受回家。苏珊再也没有时间陪我了，和孩子们在一起我无法得到安宁。简直是疯了。她一直告诉我，我应该在家里多做些事情，和孩子们呆在一起。

医学生：所以你觉得在家里压力很大，和朋友们在一起的时间也多了，这意味着你和以前喝的一样多。你对这种情况有什么看法？

迪肯先生：老实说，我觉得自己被困住了。我只有在压力很大的时候才会喝这么多。

谈论性

尽管在泌尿生殖科诊所谈论性似乎更容易，但在许多情况下，医疗问题可能会导致患者希望讨论性问题。

此外，在许多情况下，患者去医生那里希望讨论性问题，但在会谈期间变得压抑，无法提出他们的担忧。重要的是，在各种环境中工作的医生和医学生能够向患者传达他们在谈论性问题时不会感到尴尬，无论这些问题：

- 是去看病的原因或者是

表 4.3　无条件的正面尊重

- 包括表达对患者的真诚关怀
- 不会将患者的想法、感受或行为与你在相同情况下的应对方式进行比较
- 对患者的态度是“我接受你的本来面目”而不是“当…时我会接受你”
- 认识到患者有权拥有自己的感受（这可能与你自己的感受大相径庭），但这并不意味着你会赞成他们的所有行为

- 源于另一个问题

对性问题公开交流的障碍包括对人们的生活方式和行为的成见和未经证实的假设（表 4.4）。假设可能会妨碍收集有关重要问题的信息。

在需要讨论性问题时，性别差异和文化规则可能会使医患关系进一步复杂化。一些女性患者与男性医生或学生讨论私密问题时可能会感到不舒服（反之亦然），尤其是如果她们担心自己可能要接受检查。大多数患者在接受体格检查时感到既脆弱又不自在。

我们对性行为和生活方式的个人态度可能会影响如何与患者讨论性问题。语言和非语言行为可能会传达出对性行为的漠视、接受或拒绝。临床医生个人价值观的微妙线索会影响患者决定是披露还是隐瞒他们的担忧。

什么时候谈性

在以下情况中，可能需要收集关于性和性健康的信息。

当一个人带着一个很可能与性有关的问题来到这里

患者可能在一开始就说明问题与性有关，例如要求避孕、性交疼痛。某些症状，如生殖器分泌物，也会促使收集信息以获得性史。

当一个人遇到可能导致性困难的问题时

身体和心理上的医学问题通常会影响一个人的关系和性活动。性功能的

表 4.4　关于性的假设和误解示例
• 老年人不做爱 • 男同性恋只和男人发生性关系 • 已婚人士不可能有性传播感染 • 未达到法定同意年龄的年轻人不进行性行为 • 每个人都了解生殖和避孕的基本知识 • 人们知道什么时候有性传播感染 • 性问题的出现通常意味着这个人也有心理问题 • 当人们担心性问题时，他们总是向医生提出 • 每个人都理解医生在描述性行为和生殖器时使用的医学术语 • 你可以通过一个人的外表来判断他的性取向

问题，如阳痿，仅举几个例子，可能由糖尿病、不孕症、酒精依赖和悲伤等引起。一个有健康问题的人，比如艾滋病病毒，在开始一段新的关系时，可能会担心向伴侣透露自己的状况。

当治疗会导致性困难时

某些治疗，包括药物和手术，会导致性欲和性功能问题。

在生命的不同阶段

寻求性健康建议的人可能是：第一次做爱，希望避免怀孕，想组建一个家庭，在与长期伴侣分离后开始新的关系，经历更年期，等等。

为性史收集信息

当一个人来讨论一个性问题时，显然有必要为“性史”收集信息。但是当这个人来讨论的主要问题不是性问题时，就可能会有一个两难的问题，即提出这个问题是否合适。表 4.5 列出了询问患者性健康问题的利弊。

在收集一般病史信息的同时询问患者是否有任何性或性关系问题和收集详细的性史信息是有区别的。作为一般病史的一部分，一个起点可以是询问这个人是否对他们的性健康有任何担忧。

背景

会谈的环境直接影响到所能达到的目标。开放式病房对患者几乎没有隐私，陌生的门诊或繁忙的普通外科手术诊室，都会影响患者谈话的舒适度。确保进行讨论的环境：

表 4.5　询问性问题的利弊

优势

- 性问题属于与医生讨论的正常问题范围
- 在未来的会谈中，患者可能会对提及性的问题感到更舒服
- 这可能是一个促进健康的机会

困难

- 这可能会让患者和医生感到尴尬
- 这个人可能会觉得他或她的生活方式受到了评判
- 这个人可能开始担心以前不是问题的事情

- 隐私（谈话不能被偷听）
- 感觉亲切
- 无干扰

以上方面都对创造一个有利于谈话的气氛很重要。

保密

人们常常担心在会谈过程中，还有谁会知道他们提供的信息。在保密方面有非常具体的规定，特别是在性健康诊所。向患者重申有关保密的政策是有帮助的。

从呈现问题开始

像往常一样，在收集病史信息时，先从患者谈论的问题开始，然后在谈话的稍后阶段进入更敏感的领域。在讨论其他问题的最后，一个一般性的问题可能是：

"除了这个问题，你还有什么要和我讨论的吗？"
"你有什么关于关系或性方面的事情想谈吗？"

要有目的性

当需要开始讨论时，有目的和直接的讨论是有帮助的。例如：

"你介意我问你一些关于你性关系的问题吗？"

语言和非语言线索都有助于证明你在讨论与性和性健康相关的话题时感到舒适。其中包括：

- 保持正常的眼神交流
- 清楚地提问
- 使用与其他问题相同的语气
- 有清晰的结构和一系列常规问题。

清楚地知道你需要什么信息，以及你为什么需要这些信息，对于你自信地提出问题，以及提供你为什么要问这些问题的理由，是至关重要的。在与患者交谈之前考虑问题的措辞，可以让你流利地提出问题。当明显地努力寻找表达问题的词语时，不适当的犹豫不决，可能会被理解为尴尬或表示你不想讨论这个话题。即便如此，有目的性并不意味着匆忙完成讨论。

考虑语言

人们用他们喜欢的词语来描述身体的各个部分和性活动。目的是要清楚，这涉及在以下两者之间取得平衡：

- 医学术语，可能很精确，但很难理解
- 口语，可以理解，但可能被视为不专业或冒犯。

考虑一下你喜欢用哪些词语，问问不同专业和背景的同事，他们用的是哪些词。当与患者交谈，或在临床实践时观察会谈，看看不同的单词和短语在帮助患者感到舒适和促进谈话流畅方面有什么反应。例如，根据患者的背景和年龄，敏感主题的首选词和短语可能会有所不同。一般来说，使用更中性的词语是有帮助的，例如“有性生活”而不是“做爱”。

人们描述自己和人际关系的方式也各不相同。例如，考虑到“同性恋”和“男性与男性发生性关系”这两个术语在一个文化背景中随着时间的推移而发生变化，但记录性历史的目的并不是给人们贴上“标签”。目的是收集特定的信息，以了解一个人的关系和任何与他们的性健康有关的风险。试着对你可能有的任何“无意识偏见”保持警惕，比如根据刻板印象或你自己的文化教养对人们的关系或性活动做出假设。还要注意的是，那些自我认同为同性恋、双性恋或变性者的人可能经历过歧视和负面态度，甚至在接触医疗保健服务过程中。你所使用的语言在表现同情心和承诺提供高质量护理方面尤其重要。

收集关于关系的信息

开始的问题不会假定伴侣的性别或个人关系的性质，例如：

“你有一个固定的伴侣吗？”
“你还有几个伴侣？”
“你最后一次性接触是什么时候？”

后续问题可以为已经收集的信息添加细节：

“和一个男人还是一个女人，还是两者都有？”
“你以前和一个男人或女人有过性关系吗？”

性问题对患者个人关系的影响也需要涉及，例如：

“所以你的女朋友不知道你的阴茎有这种分泌物？”

收集关于性活动的信息

为了确定对个人健康的影响，重要的是澄清细节，例如，确定个人是否有性传播感染或意外怀孕的风险。有时通过以下方式来表达问题会有所帮助：

- 总结患者自己的话
- 列出性活动。

“你说你做爱了。我能和你核实一下吗，那是不是意味着你有口交……阴道性交……肛交？”

澄清不熟悉的术语：

“我以前没听过这样的表达：‘狠狠撞蒂娜’。你能给我解释一下这是什么意思吗？”

提出问题的方式可以帮助患者感觉更舒服，更少感觉到评判。例如：

“那么除了你的固定女友和周末遇到的女孩，你最近有没有和别人发生过性关系？”

而不是

“你有没有和其他人背叛过你的女朋友？”

收集更多信息，提供全面的性史

解决主要问题是收集病史信息的一个方面。对于更全面的性史，信息可能包括以下内容：

- 以前性活动的性质
- 避孕方法和屏障保护方法
- 以前的性传播感染，包括相关因素，如离家旅行、饮酒或吸毒
- 以前的怀孕、流产和终止妊娠
- 首次性经历的年龄
- 性虐待
- 心理问题
- 性心理问题（例如勃起、射精、性欲丧失、性交疼痛）
- 文化和宗教规则和惯例。

有关收集性史信息的更多详细信息，请参见：

- 2013 年英国国家涉及记录性史的会谈指南[2]
- 性史记录指南[3]

案例 4.1　一个已婚男人担心他可能感染了艾滋病毒

琼斯先生，32 岁，3 年前出差时发生过性关系，现在他担心艾滋病。

琼斯先生：我盗汗和腹泻。

医学生：多久了？

琼斯先生：过去一个星期两者都有。

医学生：你注意到其他问题了吗？

琼斯先生：我睡不着，我很担心。

医学生：我想再问你几个问题。你有恋爱对象么？

琼斯先生：我结婚 10 年了。我妻子不知道我来这里。

医学生：你和你妻子有性关系吗？

琼斯先生：是的。自从 4 年前我们有了最后一个孩子，情况就不太好了。除了那次旅行中的妓女，我再也没有其他人了。

医学生：我需要和你核实一下你是否和你妻子发生了性关系。

琼斯先生：偶尔。

医学生：你用过任何避孕方法吗？

琼斯先生：她在吃药，我们也用避孕套。她觉得性生活有点肮脏！

医学生：在性交的过程中，还有没有其他的途径可以传递给她呢？

琼斯先生：我不这么认为；她不喜欢口交。

医学生：你和妓女发生了什么样的性关系？

琼斯先生：性交。我们用了避孕套。但我不记得它是不是破了——我一直在喝酒。

医学生：这是肛交还是阴道性交？

琼斯先生：不，只是“正常的”。

医学生：你在性交后的几天内有没有注意到任何症状？

琼斯先生：嗯，比如？

医学生：也许是你阴茎的分泌物？有溃疡吗？瘙痒的？

琼斯先生：我不记得了。不管怎样，现在没有这样的事。

医学生：你以前有没有做过艾滋病毒检测，或者其他性传播疾病的检测？

琼斯先生：没有。

要点

- 支持一个人谈论一个困难的话题包括：
  - 帮助一个人提出问题
  - 表现出愿意倾听的意愿
  - 以同理心回应。
- 意识到情况对患者意味着什么是有效讨论的关键。
- 在人们生活的不同时期，在许多情况下，与许多患者讨论性健康是很重要的。
- 清楚所需的信息并准备好提出具体的问题有助于讨论性话题以及其他困难和敏感的话题。

参考文献

1. Rogers CR. Client-centered therapy: its current practice, implications and theory. Boston: Houghton Mifflin; 1951.
2. Brook G, Bacon L, Evans C, et al. 2013 UK national guideline for consultations requiring sexual history taking. Clinical Effectiveness Group, British Association for Sexual Health and HIV; 2013. Accessed at: http://www.bashh.org/documents/Sexual%20History%20Guidelines%202013%20final.pdf.
3. US Department of Health and Human Services Centers for Disease Control and Prevention. A guide to taking a sexual history. CDC Publication; 2005. p. 99-8445. Accessed at: https://www.cdc.gov/std/treatment/sexualhistory.pdf.

5 分享信息

Lorraine Noble，Margaret Lloyd，Robert Bor

从病史、体检和检查中获得的信息将有助于为大多数患者做出诊断，并为所有患者制订管理计划。

英国医学总会（the General Medical Council in the UK）强调了与患者分享信息的重要性，强调了医生的职责[1]：

- 你必须以患者能够理解的方式向他们提供他们想要或需要了解的信息。
- 你必须与患者合作，与他们分享做出医疗决策所需的信息。

英国国家医疗服务体系患者体验框架（The NHS Patient Experience Framework）指出，人们需要获得关于他们的信息[2]：

- 临床状态
- 进展
- 预后
- 治疗流程

为了促进：

- 患者自主性
- 自我护理
- 健康水平提升

此外，英国国家医疗服务体系国家质量委员会（the NHS National Quality Board）强调了良好治疗经验的要素（表 5.1）[3]：

与患者分享信息的方式已经被证明对一些治疗结果有着深远的影响，包括人们的[4-7]：

表 5.1　什么是好的治疗体验[3]？
所有接受卫生服务的人都应该能够说： • 我作为积极的合作伙伴参与我的治疗 • 我被视为一个个体——我的需求、价值观和偏好得到尊重 • 为我提供治疗的人认识到我是最了解自己的专家 • 我可以接触到我需要的信息，这些信息以适合我的方式呈现 • 沟通是为我量身打造的，并以关怀和同情的方式提供 • 我有机会和时间提问，并就我的护理、治疗和需要的支持进行交谈 • 我可以获得我需要的支持，包括情感上和实际的支持。

- 对医生治疗的满意度
- 理解和回忆有关问题和管理计划的信息的能力
- 参与治疗决策并对其满意
- 焦虑和压力水平
- 长期遵循治疗计划的能力
- 使用保健服务（例如住院时间、对止痛药物的需要）。

对患者的调查发现，随着时间的推移，信息交流不断改善，但满足患者以下方面仍有不足[8]：

- 在提出重要问题时，始终能从医生那里得到他们能理解的答案
- 尽可能多地参与有关治疗和护理的决策
- 收到关于手术或手术过程中要做什么的完整解释
- 告知他们出院后应该做什么和不应该做什么
- 讨论他们可能需要的任何进一步的健康或社会保健服务
- 住院期间获得足够的情感支持。

此外，超过五分之一的住院患者觉得医生在他们面前说话好像他们不在场一样[8]。

准备分享信息

想象你是一名医生，在治疗罗伊先生：

罗伊先生是一位 50 岁的老人。有 2 个月的烧心史，偶尔胸痛，饭后更严重，尤其是晚餐后。他 10 年前有胃溃疡病史。包括内镜检查在内的检查证实

了裂孔疝的诊断。建议如下管理：改变生活方式、饮食习惯、减肥和进行药物治疗（质子泵抑制剂）(proton pump inhibitor，PPI)。

你觉得你准备好和罗伊先生谈谈了吗？

会谈前你会怎么做？

与患者分享病情和治疗方案的信息是治疗过程的重要组成部分。会谈可能是你与患者讨论这一问题的唯一机会。如果你被要求做报告，你通常会提前准备好材料。同样，在与患者会面前制订会谈计划也是有帮助的。

1. 在自己的头脑中确定你计划分享的信息

对医疗状况和可能的治疗方案有准确和全面的了解是向他人提供解释的先决条件。你希望涵盖的重点是什么？会谈时间会有多长，你会如何分配时间？

2. 考虑这个人已经知道的事情

你可能已经与患者就可能出现的问题进行了交谈，或者同事可能已经在医疗记录中记录了他们与患者讨论的内容。如果你知道这个人的出发点和他们之前提到的顾虑，你可以在此基础上继续努力。然而，你也可能不知道这个人已经知道或在担心什么。

3. 想想你可能会被问到的问题

人们常常想知道：

- 问题是怎么来的？
- 是什么导致了这些症状？
- 严重吗？
- 会自己变好吗？
- 治疗持续多长时间？
- 这会对我的日常生活产生什么影响？

4. 翻译医学术语

不用任何医学术语，你能解释什么是“裂孔疝”吗？

在医学训练中，学生们会沉浸在一种大多数人都不使用的语言中。其中比较普遍的特点是，首先给出术语，然后解释它的含义，例如："在今天的讲座中，我们将讨论裂孔疝。这是指胃的一部分从一个开口处挤出来的情况……"不幸的是，这不是向偶尔接触医学术语的人提供信息的最有用的方式。

原则应是：

"先旧后新"[9]（在告知新的之前了解已知的）

简明扼要、更有效地提供信息的方法，即：

- 从对方已经知道的开始
- 在提供新信息时，请在其已经知道的内容基础上进行。

准备会谈时，为了尽量避免使用术语，一个策略是考虑如何向更年轻的人解释有问题的状况和（或）治疗，例如：

假设你的患者是萨姆·罗伊，一个12岁的男孩，而不是罗伊先生。你如何向萨姆解释这种情况？

这可能会减少在解释中使用"隔膜"和"食管"等词语的冲动。考虑是否任何视觉道具，如图片或解剖模型能够有所帮助。当你遇到罗伊先生时，你可能会发现他是一名科学教师，或者最近才来到这个以英语为第二语言的国家，所以在你为你的解释措辞时，有必要考虑一些灵活性。

解释问题时避免使用术语的重要性怎么强调都不为过。人们经常担心可能出了什么问题，焦虑使大脑更难处理和回忆信息，而听到难以理解吸收的资料信息会加剧这种焦虑。另外，当这个人试图理解术语时，可能会遗漏了其他内容。所以一开始就保持信息简洁明了可以为后续的讨论打下坚实的基础。

然而，除了解释情况之外，还有一项任务是情况名称介绍。患者有必要了解以下内容的医疗名称：

- 身体状况
- 医疗程序
- 治疗

这有助于患者寻求更多信息，或识别其他卫生专业人员在不同治疗场所使用的词汇。一般来说，在提供了帮助患者理解问题的框架之后，再讲问题或治疗的名称是最有效的。例如：

“你呼吸困难，胸部感染，都是因为你的肺有问题。你的呼吸道变窄了，这就减少了肺部的空气流通。我们称之为慢性阻塞性肺疾病，简称 COPD。”

“因此，由于你的甲状腺分泌的激素甲状腺素不足，建议的治疗方法是药物治疗。它代替了你身体产生不了的激素。你每天把它当一个药片吃就行。它叫左旋甲状腺素。”

在会谈过程中分享信息

与你收集信息的会谈类似，在以分享信息为主的会谈过程中，有一个很有帮助的可以遵循的结构（表 5.2）。

1. 讲清今天会谈的目的

在介绍之后，首先回顾一下到目前为止发生的事情的要点，这有助于引导讨论。

史密斯医生：概括地说，你来是因为你一直有胃灼热，以及你做了一次喉镜检查。

罗伊先生：是的。

史密斯医生：我可以告诉你我们发现了什么，我们可以谈谈如何设法消

表 5.2 会谈期间分享信息的步骤

- 自我介绍并阐明今天会见的目的
- 检查患者对情况 / 状况的理解
  - 确定任何特定的疑问或关注点
- 以患者能够理解的方式解释诊断
  - 将信息分成多个部分
  - 检查患者对每个部分的理解
- 检查患者对解释的理解
- 找出患者的顾虑并打消这些顾虑
- 以患者能够理解的方式解释治疗或管理方案
  - 将信息分成多个部分
  - 检查患者对每个部分的理解
- 检查患者对解释内容的理解
- 找出患者的顾虑并解决这些顾虑
- 总结并商定一个可立即开始的计划

除这些症状。

罗伊先生：好的，这样挺好。

2. 检查患者对病情的理解

这样做的目的是确定患者已经知道或怀疑的事情，以及他们可能有的特别的担心或担忧。一些示例问题是：

“到目前为止，有没有人告诉过你可能出了什么问题？”

“你现在有什么问题要问我吗？”

“你有什么特别担心的吗？”

避免使用本节标题的短语，例如尤其是“你能告诉我你对你的情况有什么了解吗？”或者是直截了当的问题，比如“你觉得你有什么问题？”

史密斯医生：我想知道你自己是否有什么想法，可能出了什么问题，或者你在担心什么？

罗伊先生：嗯，因为我不久前得了溃疡，我想知道它会不会复发。我有一个朋友因为突发溃疡病，情况很严重。

3. 用患者能够理解的方式解释诊断

想做好这些，重要的是：

- 首先给出最重要的信息
- 使用短单词和短句
- 在解释中避免使用医学术语
- 在需要的地方说出医学名称（例如，诊断、程序、治疗）——并主动写下来
- 信息确切——模糊的信息只会增加焦虑。

史密斯医生：在你做过的所有检查中都没有发现有胃溃疡：说明它没有复发。但检查确实发现了问题所在。这个胃灼热和偶尔出现的胸痛都是由于胃酸进入食道造成的。胃酸刺激了食道。你看这张照片……这是你的胃，里面有消化食物的酸。那里有一个阀门，可以阻止酸性物质上升。但是这儿已经被穿透了，所以阀门不能正常工作，于是酸就会上升。我们称之为食管裂孔疝。你以前听说过吗？

罗伊先生：我听说过这个名字。可能我祖母有一个，但我真的不太清楚。

史密斯医生：到目前为止，这个可以理解吗？
罗伊先生：是的。那么为什么饭后更难受呢？
史密斯医生：因为那时正是你的胃制造最多酸的时候。
罗伊先生：对。
史密斯医生：也就是胃酸刺激你的食管并导致你疼痛的时候。
罗伊先生：是的，这是造成痛苦的原因。

4. 检查患者的理解情况并解决患者顾虑

在每个环节的最后，进入下一个主题之前进行总结是有帮助的。

史密斯医生：所以在我们继续讨论我们能做些什么之前，我想确认一下你对这些是否理解。你需要我重复一下以上内容吗？
罗伊先生：不用，这些我都明白。
史密斯医生：现在有什么问题要问我吗？
罗伊先生：我不能请假。你不会告诉我需要做手术什么的吧？
史密斯医生：不，不会。

5. 以患者理解的方式解释治疗或管理方案

请考虑以下解释：

史密斯医生：现在，我要解释一下我们怎样才能设法消除你的症状。我想如果你能减轻一点体重会有所帮助。对于你这个年龄的男人来说，你的BMI［体质指数，即体重（kg）除以身高（米）的平方］比应该的要高，这可能会让问题变得更严重。如果你能有规律地每顿少吃一些，就不太可能感到疼痛。比如，我建议你不要晚上吃一顿大餐，而是吃一顿好的早餐（比如麦片或吐司），一顿清淡的午餐，比如三明治，然后再吃晚餐，晚餐的分量应该比平时少一些。某些食物和饮料会使你的症状加重。你应该少喝咖啡和酒。我建议你睡觉时枕三个枕头，这样你胃里的酸性物质比平躺时更不容易进入你的食道。最后，我给你一些药片，可以让你的胃停止产酸，你应该每天早上吃一片。

如果你处在罗伊先生的位置：

- 该建议是否与你的情况相关？
- 你能记住所有的建议吗？
- 你认为你会落实所有建议吗？

- 你对建议满意吗?

下面是一些关于罗伊先生的更多信息：

我是一名长途卡车司机。经常开车往返本地与苏格兰，白天很长时间在车上，尤其是交通不可预测的时候。我通常一起床就上路，以避开早上最糟糕的交通状况。我整天主要是坐着。我喜欢在卡车司机都去的加油站吃饭。我不想整天喝咖啡。我不喝酒——我从来都不喜欢喝酒，因为工作原因我不能冒险。漫长的一天之后，我最喜欢吃的是一顿咖喱饭。我不喜欢吃药，但如果它能治疗烧心，我会吃。因为烧心总是在晚上把我弄醒。

当信息被分成每个小块时，通常更容易被理解消化。在提供治疗方案时，标记要点是很有帮助的。

史密斯医生：解决这个问题实际上就是控制胃酸。我们可以做的一件事是看你吃什么和什么时候吃。另一件事是考虑一些药物治疗。那是我们现在在短期内能做的事情。我们也可以着眼于长远。
罗伊先生：好的。
史密斯医生：所以接下来你可以做到几件事，咱们一个一个说可以吗?
罗伊先生：好的，当然。
史密斯医生：从你的饮食开始，你吃什么和喝什么，什么时候吃喝，这些都会影响你产生多少的胃酸。

6. 检查患者的理解并打消其顾虑

这个环节的目的是在会谈结束时，巩固你所讨论的内容，并确认其是否满足患者的需求。

史密斯医生：也许你可以告诉我你对此的感受。
罗伊先生：嗯，我很高兴我不需要手术。我需要考虑一下食物和饮料，看看在路上是否能买到对胃不那么刺激的东西。
史密斯医生：我可以给你更多关于不太能让你的胃产生大量酸的食物的信息。
罗伊先生：我可以吃药——它们没有任何副作用，是吗?我开车时必须保持头脑清醒。

7. 总结并商定近期计划

这类会谈中的总结没有你在会谈中收集信息时的详细。目的是确认已经达成的共识。这通常包括：

- 你同意采取的行动（例如，安排患者进行一些测试检查）
- 患者同意采取的行动（例如，计划试用一个月）
- 后续步骤（例如，患者应何时预约随访）
- "安全网"——患者可能希望快速寻求进一步帮助而不是等待随访预约的时候。

你这样做的方式是灵活的：有时你可能想给出一个要点式的总结；在其他时候，你可能想问患者在你们一起讨论之后计划做什么。这一部分有时被误解为医生简单地再次重复他们给出的建议。这不是这一环节的目的。有大量证据表明，医生给出的建议和患者随后执行的内容之间是有不同的[10]。本节目的是检查已经达成的共识——特别是患者从讨论中得到什么以及打算遵循什么。

史密斯医生：我们把下一步计划一起看一遍好吗？
罗伊先生：好的。
史密斯医生：我来写处方。你下一步要……
罗伊先生：我看看我需要吃什么，还有睡觉时枕三个枕头。老实说，我觉得减肥有点棘手，但我会考虑的。
史密斯医生：我们看看随后一个月左右情况如何。如果胸痛加重，或是有改变……
罗伊先生：哦，好的，当然……如果是另一种胸痛，我最好早点来看你。
史密斯医生：我们把每件事情都谈到了吧？
罗伊先生：是的，很好。

讨论不确定性和风险

医疗并不总是有一个确定的结果。医疗状况的过程或治疗效果的不确定性是医疗保健一个现实的基本情况。然而，不确定性让我们许多人感到不安和沮丧。当我们健康有问题时，我们希望专业人员能准确地知道哪里出了问题，并能提供明确的治疗方法。同样，医生更喜欢能够说："这种治疗肯定会解决问题"，而不是"我可以提供这种治疗——但我不能说它是否一定有效"或"你的健康可能会受到长期影响，我们现在还无法知道。"医生不得不经常与患者讨论不确定性。因此值得指出的是，在这些谈话中，患者和医生都感受到了情绪影响——不满意的感觉。

不确定性有不同的类型，例如：

- 通过寻求更多信息可以知道的事情，例如通过测试确定一个肿块是否是癌症
- 无法得知的事情，例如，患者的痴呆症多久后会变得严重到他无法识别家庭成员。

意识到正在讨论哪种类型的不确定性对你决定如何应对很重要。有什么实际的事情你可以做，或者你需要对情况引发的情绪做出什么反应？例如：

“从你告诉我的情况来看，我不确定诊断是什么。我想把你介绍给专家看看。”

“很抱歉我不知道你的病情是否会稳定一段时间，或者很快会恶化。对不起——我知道这不是你希望听到的。”

越来越多的医生不得不把某些结果的可能性作为讨论的一部分，帮助患者做出治疗决定。这些可能性通常被称为风险。风险通常被定义为不良事件的可能性，例如，吸烟者患肺癌的可能性，或者接受手术的人出现并发症的可能性。提供有关风险的信息可以使人对行动方案做出明智的选择。如果一个人知道一种治疗成功的概率很高，并发症的风险很低，通常会使他选择这种更具吸引力的治疗，而不是另一种成功概率很低，并发症的风险也很高的治疗。然而，如果唯一可用的治疗成功率低，并发症发生的风险高，患者仍可以权衡是否值得冒险。例如，这可能取决于他们目前的症状有多难以忍受。

在有风险的情况下做出决策时，人们可能会考虑：

- 频率——事件发生的可能性有多大？例如，你会每月服用一次可能导致睡眠障碍的日常药物吗？如果很可能造成一周几次睡眠障碍怎么办？
- 严重性——事件的影响是什么？例如，你会在你的惯用手上做一个可能会导致暂时持续一周刺痛感觉的手术吗？暂时麻木一周怎么办？
- 个人情况——在特定环境下对个人有什么影响？例如，假设你是一个骨盆长期疼痛的女性，治疗方法之一是切除子宫（子宫切除术）。你是否会考虑这种治疗，为什么？

讨论风险通常是困难的，因为从信息中无法直接得出决定。提供一个对话结构可能是有帮助的，将不确定的讨论纳入进去，并承认人们可能需要更多的时间来做出决定（表 5.3）。

表 5.3　讨论风险的沟通步骤

- 确定患者已经知道的内容和担忧的内容
- 商定会谈议程
- 为个人（“你”）量身定制信息
- 以可理解的形式呈现信息
- 承认不确定性
- 承认患者对没有确定的、积极的结果感到失望
- 注意患者对信息和情感关怀的需求
- 分步骤给予信息；不要过多
- 鼓励在做决定前花时间考虑

考虑如何有效地讨论风险的研究已经提出了许多建议（表 5.4）[11-12]。很明显，简单地使用口头描述词（如“非常常见”“常见”和“罕见”）是有问题的，因为人们对这些术语的含义持有截然不同的观点[13]，数字信息的呈现方式也会影响对风险的感知，尤其是当它与意见一起呈现时（例如，“成功率非常高——10 个人中有 7 个人手术成功，10 个人中只有 6 个人经历长期并发症”）。这样做的目的是提供清晰、无偏见的信息，以便当事人充分了解情况，做出对自己有利的决定（更多内容见第 6 章），而不是被过多的复杂信息所迷惑。

书面信息

许多研究表明，除了面对面会谈之外，补充信息对人们是有帮助的。这些材料可以是传单、信件副本、来自互联网的资源、会谈的书面或音频记录或在线查阅医疗记录[14-16]。这些材料可以补充口头解释，并以一种患者可以随时查阅的形式提供信息。有证据表明，以适当的形式提供的补充信息可以

表 5.4　讨论风险的策略

- 小心使用不带限定性的词语（例如，“经常”“很少”）
- 使用自然频率形式的数字，而不是百分比（例如，“每 10 个人中有 3 个人”，而不是“30%”）
- 尽可能使用小分母（例如，“十分之四”，而不是“百分之四十”）
- 给出绝对风险，而不是相对风险（例如，“A 治疗的风险是百万分之一，B 治疗的风险是百万分之二”，而不是“B 治疗的风险是 A 的两倍”）
- 注意积极和消极的表述模式（例如，比较：“治疗非常有效——80% 的人康复”和“治疗不太成功——20% 的人不康复”）
- 用其他媒介补充口头解释，例如图片或图表。

增强患者的理解和回忆能力。

给患者的书面信息应[17]：

- 易于阅读——使用简短的单词和句子
- 使用简单的语言和日常用语
- 使用主动语态而不是被动语态，即“我们认为”而不是“它被认为”
- 理想情况下，提供量身定制的信息，而非一般信息
- 包括影响人们生活质量和日常生活的信息
- 理解并满足阅读者的需求。

要点

- 与患者分享信息的方式对一个人的治疗体验以及记忆和使用所讨论信息的能力有着深远的影响。
- 重点是在会谈前制订计划，以一种可以理解的并满足患者个人需求的方式分享信息。
- 讨论风险和不确定性需要关注患者的信息需求和情感需求。
- 补充信息可以帮助人们理解和记住会谈中讨论的信息。

参考文献

1. General Medical Council. Good medical practice. London: General Medical Council; 2013.
2. National Quality Board. Patient experience framework. London: Department of Health; 2012.
3. National Quality Board. Improving experiences of care: our shared understanding and ambition. Leeds: NHS England; 2015.
4. Silverman J. Information sharing and shared decision-making. In: Brown J, Noble LM, Papageorgiou A, et al., editors. Clinical communication in medicine. Chichester: John Wiley and Sons; 2016.
5. Silverman J, Kurtz S, Draper J. Explanation and planning. In: Skills for communicating with patients. 3rd ed. Boca Raton, FL: CRC Press; 2013.
6. Stacey D, Légaré F, Lewis K, et al. Decision aids for people facing health treatment or screening decisions. Cochrane Database Syst Rev 2017;(4):CD001431.
7. Ley P. Communicating with patients: improving communication, satisfaction and compliance. London: Chapman & Hall; 1988.
8. Care Quality Commission. NHS Patient Survey Programme: 2015 Adult inpatient survey: statistical release. Newcastle upon Tyne: Care Quality Commission; 2016.
9. Pinker S. The sense of style: the thinking person's guide to writing in the 21st century. New York: Penguin Books; 2014.
10. Noble LM. Doctor–patient communication and adherence to treatment. In: Myers L, Midence K, editors. Adherence to treatment in medical conditions. Amsterdam: Harwood Academic Publishers; 1998.
11. Gigerenzer. Reckoning with risk. London: Penguin Books; 2002.
12. Joekes K. Communicating about risk and uncertainty. In: Brown J, Noble LM, Papageorgiou A, et al, editors. Clinical communication in medicine. Chichester: John Wiley and Sons; 2016.

13. Berry D, Raynor T, Knapp P, et al. Over the counter medicines and the need for immediate action: a further evaluation of the European Commission recommended wordings for communicating risk. Patient Educ Couns 2004;53:129–34.
14. Noble LM. Written communication. In: Ayers S, Baum A, McManus C, et al., editors. Cambridge handbook of psychology, health and medicine. Cambridge: Cambridge University Press; 2007.
15. Pitkethly M, MacGillivray S, Ryan R. Recordings or summaries of consultations for people with cancer. The Cochrane Library; 2008.
16. Delbanco T, Walker J, Bell SK, et al. Inviting patients to read their doctors' notes: a quasi-experimental study and a look ahead. Ann Intern Med 2012;157(7):461–70.
17. Patient Information Forum. Creating health information that works: best practice and key steps. London: Patient Information Forum; 2016.

6 共同决策

Lorraine Noble

"患者或接受治疗的人应该是决策的核心。"[1]

在本章中，我们将考虑：

- 参与共同决策的过程
- 提高会谈效率的方法，以支持患者做出医疗决策。

杰斯·毕晓普是个 25 岁的女人。她第一次怀孕，目前在怀孕的第 15 周。作为产前护理的一项内容，她做了血液测试。她被告知，她的孩子"患唐氏综合征的风险很高"。她正在接受一项叫做羊膜穿刺术的检查。

- 你认为杰斯的第一反应是什么？
- 她想从会谈中获得什么？
- 你认为什么能帮助她做出决定？

有些医疗决策很容易做出，例如，在以下情况下：

- 只有一种治疗选择
- 保证治愈
- 这种疗法很容易被接受，见效很快
- 对方将感受到明确的益处（例如症状的缓解）
- 接受治疗没有风险。

在这种情况下，你接受治疗的可能性有多大？当益处明显大于任何风险时，大多数人都会遵循治疗计划。我们可以将其描述为"压倒性积极"的治疗选择。但许多决定并不那么明确。考虑一下，如果你出现健康问题，并被告知推荐的治疗方案有以下特点，你会有什么反应：

- 治愈的概率为 50%，但出现严重并发症的概率为 15%

- 几乎肯定会治愈疾病，但需要两年内每周到医院就诊，外加每天额外的“自我管理”时间。

在这种情况下，人们倾向于权衡是否：

- 情况非常严重或对日常生活造成了严重的干扰，严重到有必要执行治疗计划
- 接受治疗后，结果会明显好转
- 不过多超出成本（如时间、精力、对日常生活的干扰、健康风险）
- 接受治疗的益处大于成本。

这看起来可能有悖于直觉——难道患者不应该听从医生的建议，按照医嘱进行处方治疗吗？有相当多的证据表明，患者坚持医嘱的情况往往远远达不到医生的预期。人们对医嘱的依从性受他们对健康风险的认知、接受治疗的益处和成本以及与医生沟通的影响[2-4]。

这种权衡多个因素的思考会使决策听起来像是一个简单的过程：权衡利弊，然后做出“合乎逻辑”的选择。然而，医疗中的许多决定都有情感因素的影响。患者可能会感到：

- 对病情和（或）治疗感到害怕
- 在不熟悉的环境下做决定会让人不舒服（医疗环境）
- 没有“压倒性积极”的选择时，感到沮丧
- 对医生不能简单地治愈自己感到失望。

在前一个例子中，患者正在接受筛查测试，这涉及怀孕的相关风险。患者必须权衡各种选择，因为每种选择都有不同的益处 / 风险。在计划会谈时，医生可能会考虑的一些问题（如表 6.1 所示）。如果你是即将与该患者进行会谈的医生，请考虑你需要哪些信息以及你将如何进行会谈。

表 6.1　决策会谈中要考虑的问题

- 患者对今天的会谈有什么期待？
- 患者对医疗情况了解多少？
- 患者倾向的选择和目标是什么？
- 患者对可选方案了解多少？
- 患者一开始有什么偏好吗？
- 患者有哪些疑问和顾虑？
- 对患者来说什么最重要？
- 患者需要什么支持才能做出决定？

患者自主决策

本讨论的核心是患者自主权的概念：人们有对自己的医疗做出决定的权利。重要的是要考虑医疗中的决策是如何随着时间的推移而变化的，以及展示人们已经使用过的方法的范围（表6.2）。

从历史上看，医生的服务只提供给那些有能力支付的人。这些通常是富有的客户，他们四处选购以得到他们想要的治疗，这导致了一种“消费主义”的医疗方式[5]。随着医学发展成为受监管的职业，医生被认为拥有知识、经验，并有地位对患者的治疗做出决定。在这种形式的医患关系中，患者是相对被动的，他们的作用仅限于遵循（“遵守”）已规定的管理计划。然而，患者报告说，他们进行了他们未表示同意的程序或治疗，并且他们没有被充分告知这些程序或治疗。引入“同意”的概念是为了确保医生在进行如抽血或骨盆检查的操作之前获得患者的同意。这被发展为“知情同意”，是一个医学法律概念，旨在确保患者意识到治疗的风险，特别是手术的潜在并发症。

考虑“同意患者”和“获得患者知情同意”这两个短语。你觉得这意味着患者在做他们的健康医疗决策时扮演着积极或消极的角色吗？

医生和患者都是各自领域的专家[6]，加上人们日益强烈地期望有权对自己的医疗做出决定[7-8]，这些共同促成了一种更具协作性的决策模式，即通常所说的共同决策。

表6.2 医疗决策的发展历史

模式	患者角色	医生角色
消费主义	请求治疗并支付治疗费用	提供要求的治疗
医生作为专家	服从治疗方案	选择治疗方案 提供信息和建议
知情同意	了解风险 同意治疗 服从治疗方案	选择治疗方案 提供信息和建议 解释风险
共同决策	提供选择偏好和治疗目标的信息 选择更合心意的治疗方法	提供有关治疗方案、益处和风险的信息 支持决策

什么是共同决策?

共同决策可以定义为帮助一个人形成建立在知情基础上的偏好[9]。这是医生和患者共同努力的过程[10]：

- 阐明目标
- 分享关于可选方案和倾向的结果的信息
- 就最佳行动方案达成共识。

这种方法是假设患者和医生都有专业知识来进行讨论（图 6.1）。在这个模型中，患者在获得以下帮助的情况下，对行动方案做出决定：

- 获得信息
- 获得做出决定的支持。

共享决策的组成部分如表 6.3 所示。

什么时候使用共同决策?

患者有权决定是否接受任何医疗干预或程序。这适用于有关以下方面的

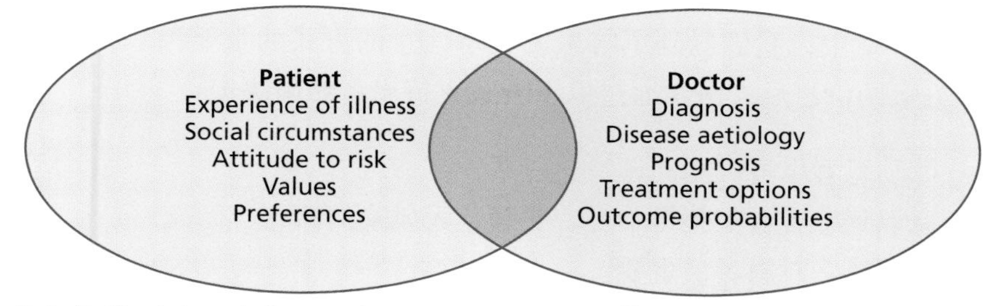

Fig. 6.1 Patients' and doctors' areas of expertise[10]**.**（因版权问题保留英文）

Table 6.3 Essential components of shared decision making[10]

- Providing the patient with reliable, balanced, evidence-based information on:
  - treatment, care or support options
  - expected outcomes
  - uncertainties
- Decision-support counselling with a doctor to clarify options and preferences
- A system for recording, communicating and implementing the patient's health preferences

（因版权问题保留英文）

决策：

- 治疗和管理策略
- 筛查和预防
- 检查及测试。

其中一些对话可能非常简短。例如：

医生：所以你一直感觉很累，虽然你睡眠很正常。
患者：是的。
医生：没有别的了？
患者：没有了。我并不担心，我只是厌倦了一直感到累，如果这样说得通的话。
医生：可能是贫血——血液中没有足够的铁。我想安排你验血。可以吗？
患者：好的，没问题。

其他对话需要更深入的讨论。可能包括：

- “敏感于偏好的决策”——有多个治疗方案，但没有“绝对正确”方案的情况（也称为“临床均势”）
- 结果不确定的情况，例如，不知道成功的可能性有多少，或治疗可能造成伤害的情况。

在上一章中，我们看到了与患者分享信息的方式的重要性。在提供了关于治疗方案的信息后，医生通过以下方式支持患者做出决定：

- 鼓励患者思考可用的选择
- 意识到患者希望获得单一、明确、无风险的治疗
- 探索什么对患者最重要
- 提供书面信息让患者带走
- 主动回答进一步的问题
- 鼓励患者花时间做出决定
- 此外，需要避免：
    - 给患者带来过多的信息
    - 催促患者
    - 试图为患者做决定。

在表6.4[11]中给出了一些支持共同决策的会谈核心技能。

案例 6.1　治疗膝关节疼痛

琼斯先生的两个膝盖都有骨关节炎，大多数日子都会感到疼痛和僵硬。这些症状已经持续了将近一年了。他不得不改变他的工作时间表以适应行动不便的情况。他去看全科医生，并得到两种治疗方案的信息：

- 理疗，拉伸肌肉和减少僵硬
- 手术，可能包括膝关节置换。

琼斯先生被告知这两种治疗方法都有可能减轻他的疼痛和僵硬，尽管这两种方法都不能保证治愈。手术更有可能完全解决问题，但手术也有一些风险。物理疗法尽管不会带来手术风险，但不太可能完全解决问题。这两种治疗方案都需要琼斯先生请假，不管是一次长时间的手术操作，还是在较长时间内进行多次短时间的物理治疗。

这是一个"敏感于偏好"决策的例子，其中没有"绝对正确"的决策，结果也不确定。在这种情况下，琼斯先生的"正确决定"取决于他的个人需求和目标。对琼斯来说，最重要的可能是依据以下考虑进行选择：

- 解决问题的可能性最大，或
- 风险最低，或
- 对他的工作影响最小。

其他与琼斯先生条件相同、面临同样选择的人，可能会根据个人情况做出相同或不同的决定。

以下对话发生在哈西姆医生解释了治疗方案之后：

哈西姆医生：所以这有两种选择。
琼斯先生：好的。
哈西姆医生：你觉得怎么样？
琼斯先生：所以两个都不一定行得通。都不一定能消除疼痛，让我的膝盖恢复正常。
哈西姆医生：不……
琼斯先生：但手术更有可能。
哈西姆医生：是的。
琼斯先生：但这是个手术，有风险。
哈西姆医生：是的。我可以给你提供关于这两个方案更多的信息，你可以带走看。有助于你考虑。
琼斯先生：你知道我只希望一件事，一劳永逸地解决它。没有任何不利的方面。
哈西姆医生：是的，很抱歉我无法做到那样。但有两种选择。我以前的患者，他们要么做手术，要么做理疗，他们对结果都很满意。
琼斯先生：这不是容易做的决定。
哈西姆医生：如果我问你，什么对你最重要，你会说什么？
琼斯先生：无论什么，最有可能奏效就行。考虑到工作中我们分配项目的方式，即使恢复需要一段时间，一次就能搞定这一切会好得多。
哈西姆医生：好的。
琼斯先生：不过我会记下这些信息。和我妻子商量一下。归根结底是关节炎，不是吗？它不会自己好起来的。我必须做点什么。
哈西姆医生：当你有机会考虑的时候，你想回来会谈吗？如果你有任何问题，记着写下来带回来。

表 6.4　共同决策的核心技能[11]

- 倾听患者，考虑他们的观点，诚实地回答他们的问题
- 以患者能够理解的方式向他们提供他们想要或需要知道的信息
- 与患者合作，与他们分享做出治疗决策所需的信息，包括：
  - 他们的状况极有可能的进展和治疗选择，包括相关的风险和不确定性
  - 他们护理和治疗的进展，以及你在团队中的角色和责任
- 尊重患者就其治疗和护理与你共同达成决策的权利

准备决策会谈

想象一下，你是一个医生，负责治疗苏珊·拜格雷夫斯太太。

拜格雷夫斯太太得了乳腺癌。以她的情况，有两种治疗方法，都需要外科手术：肿瘤切除加放疗或乳房切除术。她和她丈夫一起出席讨论治疗问题。

你将如何准备会谈？

如果你回顾第5章中的信息共享框架，你可能会发现以下这些有所帮助：

1. 在自己的头脑中确认你想分享的信息。
   - 你清楚在这次咨询中需要讨论哪些话题吗？
   - 你有治疗方案的相关信息吗？
   - 你是否可以提供其他资源和支持？
2. 考虑对方已经知道的事情。
   - 你以前见过患者和她的丈夫吗？
   - 笔记上写了什么信息？
   - 你对所讨论的信息了解多少？
   - 你是否了解患者表达的任何特定担忧或问题？
3. 思考你可能会被问到的问题。
   - 患者及其丈夫可能会提出哪些问题？
   - 患者和亲属先前在类似会谈中向你提出了哪些担忧和问题？
   - 患者和丈夫可能有什么要求和期望？
4. 翻译医学术语。

- 在这个场景和你的笔记中有多少医学术语是你将要讨论的？
- 你使用的一些术语可能会对情绪产生什么影响？
- 你将如何以清晰易懂的方式讨论这些选项？

会谈过程中的决策支持

会谈通常有三个阶段来支持决策（表 6.5）。这些阶段分为团队谈话、选项讨论和决策谈话（图 6.2）[12]。

表 6.5 共同决策会谈的步骤

1. 开始：识别决策
    - 示意需要做出一个决定
    - 支持患者阐明：
        - 他们目前对病情 / 情况和治疗方案 / 检测的了解
        - 他们希望从治疗 / 检测中获得什么（倾向的结果）
    - 强调合作和支持
2. 共享信息：讨论选项
    - 解释治疗、检测或管理的选项
        - 可选择的选项
        - 潜在利益
        - 潜在危害
        - 不确定性
3. 讨论决定：患者形成建立在知情基础上的偏好
    - 支持患者阐明：
        - 他们个人的优先事项 / 需求（“最重要的是什么”）
        - 他们自己的利与弊的概念
        - 他们的偏好
        - 做好做决定的准备

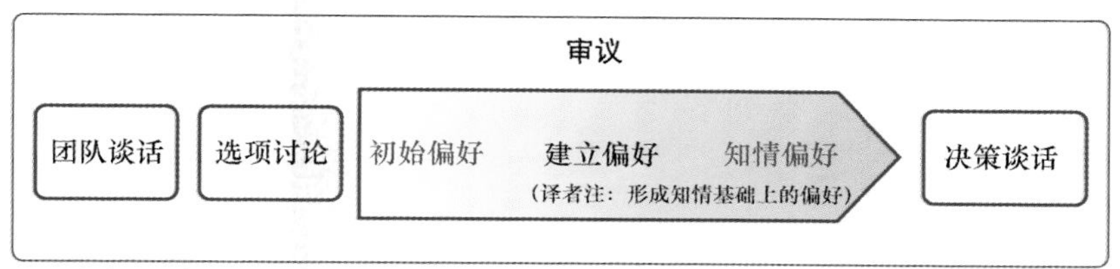

团队谈话：解释合作和支持讨论的意图
选项讨论：比较备选方案
决策谈话：引出偏好的讨论并整合到后续行动中

图 6.2 **共享决策的协作对话模型**[12]。图为 Glyn Elwyn 2015 版权所有，经许可使用

1. 开始：识别决策

似乎很明显，会谈的目的是对治疗做出决定，但实际上：

- 患者可能不知道会谈的原因
- 上一次见到患者的同事可能没有解释目前已经达到的治疗阶段
- 患者可能会期待更多的检测或检查来明确诊断

同任何会谈一样，明确今天会谈的目的是最重要的任务之一。

拜格雷夫斯夫人正在会见专家安萨里医生：

安萨里医生：昨天你见到了我的同事哈辛医生……
拜格雷夫斯夫人：是的。
安萨里医生：她告诉了你癌症的事。
拜格雷夫斯夫人：是的，这很让我震惊。
安萨里医生：是的，很抱歉。
拜格雷夫斯夫人：但她非常积极。
安萨里医生：对。
拜格雷夫斯夫人：她说今天你会见我们。
安萨里医生：她有没有说你会在这里谈论什么？
拜格雷夫斯夫人：没有说。
安萨里医生：我想谈谈治疗。
拜格雷夫斯夫人：好的。
安萨里医生：我们可以提供治疗。
拜格雷夫斯夫人：好的。
安萨里医生：我想告诉你这件事……
拜格雷夫斯夫人：好的。
安萨里医生：我们能做什么，我们希望通过治疗做到什么……
拜格雷夫斯夫人：嗯。
安萨里医生：所以我们可以一起做决定。
拜格雷夫斯夫人：好。做一个决定。
安萨里医生：是的。有两种选择。
拜格雷夫斯夫人：好的。
安萨里医生：我想告诉你关于选择的信息，这样你就有了所有你需要的信息，选择一个适合你的。
拜格雷夫斯夫人：好的。

安萨里医生：我知道癌症这个结果令人震惊。

拜格雷夫斯夫人：我一半时间都在头晕，但我丈夫可以问问题。

安萨里医生：问你想问的所有问题。我希望你对这个计划感到满意。

在这次会谈中，医生以前没有见过患者和她的丈夫，并意识到患者可能会对癌症的新诊断感到不知所措。在这一早期阶段，医生关注于：

- 建立关系
- 确认会谈的目的
- 解释关键的“内容提要”（有两种治疗方案，计划是做出决定）
- 表明患者在决策中的角色
- 确保患者感受到支持
- 表明会谈将以可控的速度进行。

2. 共享信息：讨论选项

会谈的第二阶段重点在于确保患者拥有可靠的、基于证据的关于可选择的选项的信息，并以清晰易懂的方式呈现。这包括选项是什么以及它们在操作中涉及什么的信息，从好处和坏处比较选项，并讨论任何不确定性。

信息的呈现方式对于确保决策者能够理解和利用信息至关重要。一个简单的、面对面的、口头的解释是直接信息的标准分享方法，不过许多人也认为视觉辅助工具（如图片、图表或物理道具）非常有用。当信息对于患者来说不熟悉或复杂，或患者感到害怕或不安时，会谈节奏慢一些可能会有所帮助。如果讨论时涉及多个选项，或者患者需要权衡潜在的风险和益处，更加结构化的方法可能会更有用。这可能需要使用图表或使用其他可视化方法，例如图标排列[13]。另一种方法是在表格中显示有关治疗、检测或管理选项的信息，以便患者可以并排比较这些选项[14]。

例如，为了帮助拜格雷夫斯夫人决定如何治疗乳腺癌，可以使用书面小册子提供信息（表 6.6）。

将会谈期间使用的书面信息提供给患者有助于患者之后回忆谈话内容，进而有助于患者让家庭成员参与并进行私下讨论。支持患者做出决定的干预措施还可以更灵活地使用书面信息和其他资源，例如在会谈前提供信息并支持患者提出问题。这些干预措施被称为“决策辅助工具”[15-16]：

- 明确说明要做出的决定

表 6.6 小册子中可能包含的信息

主题	例子
治疗概况	需要做一个手术，有两种选项： a. 去除肿块，保留乳房；和 b. 乳房切除
治疗目的	是否能治愈 “缓解”是什么意思
哪种选择最有利于长期生存	治疗之间是否有区别 “长期生存”是什么意思
哪种选择是预防癌症复发的最佳选择	治疗之间是否有区别 癌症复发的可能性有多大
可能还需要什么治疗	化疗、放疗、激素治疗
治疗风险	常见、严重和显著的副作用
生活质量	治疗对患者正常日常生活能力的影响

- 提供基于证据的关于选项、好处、危害和不确定性的信息
- 帮助患者清晰做出决定时重要的价值观（例如，最大限度地延长生存时间或提高生活质量）

假设你是一位医生，与前面的例子中的杰斯·毕晓普会面，讨论测试唐氏综合征的选择。

医生：所以你的选择是：第一，不做唐氏综合征测试。

患者：明白。

医生：我们知道你的孩子患唐氏综合征的风险增加了，但是在孩子出生之前，我们不知道你的孩子是否患有唐氏综合征。

患者：好的。

医生：在你怀孕期间，你仍将接受所有常规检查，以检查你和你的宝宝的健康状况。

患者：好的。

医生：第二个选择是进行唐氏综合征测试。

患者：明白。

医生：需要用一根针，通过你的腹部从胎儿所在的地方抽取液体样本，如图所示。

患者：明白。要用一根针。

医生：然后会送到实验室，结果会告诉我们你的宝宝是否有唐氏综合征。
患者：明白，所以那会给我们一个答案。
医生：是的。不过，这也有风险。大约每 100 名接受这项测试的女性中有一名会流产，并失去孩子。
患者：是因为婴儿得了唐氏综合征，流产可能性更大吗？
医生：不，是因为手术。无论婴儿是否患有唐氏综合征都是同样的风险。
患者：哦。
医生：无论你选择哪一种，如果你的孩子确实患有唐氏综合征，在你的孩子出生之前，我们不会知道你的孩子受唐氏综合征的影响有多大。
患者：只是看有没有唐氏综合征。
医生：没错。我可以给你更多的信息，关于两种选择，关于唐氏综合征。
患者：好的，这会有所帮助。
医生：我们还可以讨论哪些事情对你来说重要，这些事情可以帮助你做出决定。
患者：好的。
医生：你今天不必做决定。
患者：好的。
医生：你想问我什么问题吗？

3. 讨论决定：确定患者建立在知情基础上的偏好

在分享信息后，会谈的最后阶段是支持患者做出正确的决定（表 6.5）。

在前面的例子中，对患者最重要的可能是：

- 确定她的宝宝是否患有唐氏综合征
- 选择风险最小的方案
- 与伴侣一起做出决定

人们有不同的决策方法，这取决于决策是什么，风险有多高[17-19]。例如，有时人们喜欢系统地比较所有选项的利弊。另一些时候，人们会很快做出决定，这是基于“直觉”或某个最重要的特定方面（称为“一个原因”决策）。关于医疗保健的决定，就像人们做出的其他决定一样，很少是基于对事实的冷静分析，而是受到个人对风险的感知、对损失的恐惧和其他情绪的影响。一个人的人际支持网络、个人环境和健康素养也会影响决策。例如，患者：

- 可能更愿意选择住院治疗，但因为需要照顾孩子而选择在社区进行治疗。

- 她可能会选择接受另一轮化疗（尽管不想再次经历副作用），因为她知道她的家人希望她活得越久越好
- 如果这个决定看起来很复杂，他可能会寻找线索，以找到医生的偏好。

回到前面的例子，拜格雷夫斯夫人正在决定如何治疗乳腺癌，医生希望评估患者的偏好：

安萨里医生：你对这两种选择有什么看法？
拜格雷夫斯夫人：我想要最有可能永远摆脱癌症的那个。
安萨里医生：嗯。
拜格雷夫斯夫人：但你说，在我的情况下，它们都是一样的。
安萨里医生：是的。所以在这个基础上，你选择哪个都可以。考虑到这一点，还有什么对你最重要？
拜格雷夫斯夫人：我想尽我所能。
安萨里医生：好的。
拜格雷夫斯夫人：我觉得把整个乳房切除比切除肿块好。
安萨里医生：好的。
拜格雷夫斯夫人：我知道这可能是不理性的——你告诉过我没有区别。
安萨里医生：没有。
拜格雷夫斯夫人：但在你告诉我的所有事情中，这个选择是最突出的。我想尽我所能摆脱这一切。
安萨里医生：这就是你想做的。
拜格雷夫斯夫人：是的。
安萨里医生：那就是切除整个乳房。
拜格雷夫斯夫人：嗯，我也不想这么做。但这是我能做出最好的选择了。我想告诉我的女儿们我已经尽了我所能。

有时会使用非常短的问卷来帮助患者思考他们是否准备好做出决定（表6.7）[20-21]。

表 6.7　检查决策准备情况的示例量表
你准备好了吗[21] • 你对自己的选择有把握吗？ • 你知道每种选择的好处和风险吗？ • 你清楚哪些益处和风险对你最重要吗？ • 你有足够的支持和建议来做出选择吗？

支持的重要性

大多数人都希望积极参与自己的医疗保健决策。当疾病非常严重或决策是“高风险”时，人们更倾向于听从临床医生的建议，特别是在有可能造成重大损失的情况下。不确定性和恐惧会降低人们在陌生环境中自己做出决定的信心。

案例 6.2　意外的决定

由于过去一个月持续咳嗽，约翰·克劳利先生去了全科诊所。开始时和其他感冒一样，但没有好转。他的医生问了很多问题，让他用管子呼吸。克劳利没有报告其他症状，他的医生似乎也不太担心。他建议克劳利先生做一次血液检查和胸部 X 光检查，以确认一切正常。医生告诉克劳利，X 光片结果“不确定”，他想把他推荐到专科那里做更多检查。克劳利先生按时去了医院，做了一次扫描，并用一根管子插入肺部取样。他现在正在会见专家奥唐纳胡医生：

奥唐纳胡医生：你好！你做了很多化验检查。
克劳利先生：是的。
奥唐纳胡医生：我们发现你患了肺癌。
克劳利先生：什么？
奥唐纳胡医生：非小细胞肺癌。
克劳利先生：非……
奥唐纳胡医生：不是晚期的。
克劳利先生：好的。
奥唐纳胡医生：我们需要谈谈治疗。有多种选项供你选择。
克劳利先生：哦。选项？
奥唐纳胡医生：我们可以进行主动监测，或者放射治疗，或者手术，可以选择是否和化疗搭配。我可以告诉你更多关于治疗选项的信息。
克劳利先生：哦。
奥唐纳胡医生：但这是你的选择。我只能给你提供信息。
克劳利先生：如果你是我，你会选择什么，医生？

在这种情况下，医生：

- 告诉患者他得了癌症
- 告知了治疗方案
- 明确表示这是患者的选择。

然而，医生未能：

- 与患者建立合作关系
- 让患者做好接受坏消息的准备

- 解决可怕的诊断对情绪的影响
- 以能够正确理解的方式提供信息
- 支持患者做出对他最有利的决定。

在患者对医疗做出决定的任何会谈中，提供支持都是不可或缺的。重要的是，不要让患者感到“被遗弃”了，需要独自理解他们所得到的事实信息，或者觉得他们不得不独立做出决定。当没有符合患者目标的“好选择”时，关注患者的情感需求尤为重要。很多患者看重医生的意见和经验，并可能要求医生给出推荐。即便如此，患者可能不会做出你在同样情况下做出的选项。自己有能力做决定的成年人（“承受力”）可以选择不同的治疗，或者完全拒绝治疗[8]。然而，在提供支持方面，医患之间形成的合作关系至关重要：

“一个有效的医患关系，应该是建立在开放、信任和良好沟通基础上的伙伴关系。每个人在做治疗或护理决策中都有自己的角色。”[8]

要点

- 人们根据对风险的感知、对干预措施的益处和低价的感知以及个人价值观做出关于医疗健康的决策。
- 患者和医生都有自己的专业领域，他们把这些领域的特点带到会谈中。
- 进行决策会谈的关键要素是：
    - 示意需要做出一个决定
    - 分享有事实依据的信息
    - 讨论什么对患者最重要。
- 在患者需要对其治疗做出决定的会谈中，支持是不可或缺的一部分。

参考文献

1. NICE National Institute for Health and Care Excellence. Putting patients, excellence and experience at the heart of care, 11 March 2016. Accessed at: http://www.nice.org.uk/news/article/putting-patients-excellence-and-experience-at-the-heart-of-care.
2. Osterberg L, Blaschke T. Adherence to medication. NEJM 2005;353:487–97.
3. Noble LM, Willcox A, Behrens RH. Travel clinic consultation and risk assessment. Infect Dis Clin North Am 2012;26(3):575–93.
4. Haskard-Zolnierek KB, DiMatteo MR. Physician communication and patient adherence to treatment: a meta-analysis. Med Care 2009;47:826–34.
5. Cushing A. History of the doctor–patient relationship. In: Brown J, Noble LM, Papageorgiou A, et al, editors. Clinical communication in medicine. Chichester: John Wiley and Sons Ltd; 2016.
6. Tuckett D, Boulton M, Olson C, et al. Meetings between experts. London and New York: Tavistock Publications; 1985.

7. Department of Health. Equity and excellence: liberating the NHS (White Paper). London: The Stationery Office; 2010.
8. General Medical Council. Consent: patients and doctors making decisions together. Manchester: General Medical Council; 2008.
9. Elwyn G. 2016. Shared decision making made easier: tools for the trade. AACH American Academy on Communication in Healthcare webinar, 4 October 2016.
10. Coulter A, Collins A. Making shared decision-making a reality: no decision about me, without me. London: The King's Fund; 2011.
11. General Medical Council. Good medical practice. Manchester: General Medical Council; 2013.
12. Elwyn G. 2015. Collaboration talk model for shared decision making. Accessed at: http://www.glynelwyn.com/blog/collaboration-talk-model-for-shared-decision-making.
13. Spiegelhalter D, Pearson M, Short I. Visualizing uncertainty about the future. Science 2011; 333(6048):1393–400.
14. Elwyn G, Lloyd A, Joseph-Williams N, et al. Option Grids: shared decision making made easier. Patient Educ Couns 2013;90(2):207–12.
15. Stacey D, Légaré F, Lewis K, et al. Decision aids for people facing health treatment or screening decisions. Cochrane Database Syst Rev 2017;(4):CD001431.
16. NHS Shared Decision Making. Diagnostic testing for Down's Syndrome decision aid. 2016. Accessed at: http://sdm.rightcare.nhs.uk/pda/diagnostic-testing-for-down-s-syndrome/.
17. Gigerenzer G. Gut feelings: the intelligence of the unconscious. London: Allen Lane, Penguin; 2007.
18. Kahneman D. Thinking fast and slow. London: Allen Lane, Penguin; 2012.
19. Ariely D. Predictably irrational: the hidden forces that shape our decisions. New York: Harper Collins; 2008.
20. NHS Shared Decision Making Programme. Measuring shared decision making: a review of research evidence. 2012. Accessed at: http://www.england.nhs.uk/wp-content/uploads/2013/08/sdm-evidence.pdf.
21. Légaré F, Kearing S, Clay K, et al. Are you SURE? Assessing patient decisional conflict with a 4-item screening test. Can Fam Physician 2010;56(8):e308–14.

7 告知坏消息

Robert Bor，Margaret Lloyd，Lorraine Noble

告知坏消息是医疗活动中不可避免的一部分，也是最具挑战性的方面之一。我们中的大多数人都担心自己是否有能力向他人传达敏感的、有时是令人沮丧的消息。有证据表明，人们被告知的内容和方式会影响他们对医生的信任，以及他们将来如何应对和调整[1]。

医患关系的日益开放使得我们必须关注如何以以下的方式分享坏消息[1]：

- 可被理解的
- 个性化的
- 准确的
- 完整的

确保满足患者的信息需求。

此外，需要满足患者对情感支持的需求，包括[1]：

- 共情
- 信号识别

与任何和患者分享信息的会谈一样，确保患者在适当的时间获得适当数量的信息，以满足他们的需求，这一点至关重要。关键是要了解患者需要什么样的信息以及以什么样的速度获得这些信息。在实践中，人们观察到了一些做不到这一点的原因，例如以直截了当的方式提供信息，或围绕主题闪烁其词。另一个问题是医生不愿意在患者提出问题之前提出话题，尽管患者通常会等待医生提出话题作为开始讨论的线索。正如我们在前面章节中已经看到的其他类型的会谈一样，有一个清晰的会谈结构和意识到有效（和无效）的方法有助于应对这些情况，并为患者和亲属做好准备。本章讨论了坏消息由什么构成、为什么坏消息往往很难表达，以及如何分享坏消息。这种方法可以适用于不同的环境、不同的患者，及与一系列情况。

坏消息是什么？

你认为生活中的坏消息是什么？发现你考试不及格？听说你的亲戚或你身边的人生病或去世了？被银行拒绝贷款？想想你收到一个坏消息的例子。坏消息是怎么告诉你的？直接的，迂回的，写信通知的还是电话通知的？你的第一反应是什么？你是怎么应对的？三个小时后你对这个消息有不同的看法吗？第二天呢？这个消息还能以其他不同的方式传达给你吗，或者能以减轻打击的方式传达给你吗？

所有坏消息都涉及某种严重损失。患者死亡或被诊断出患有严重疾病、病情恶化或残疾通常被认为是坏消息。有些医生还不得不向患者解释说，医院没有床位，患者的病历放错了地方，或者手术不得不取消。通常，该概念适用于以下情况：

- 无望的感觉
- 对个人精神或身体健康的威胁
- 打乱既定生活方式的风险
- 意味着一个人在生活中将会选择受限的消息。

在通常情况下，我们会一致同意属于坏消息的状况，但不同的人在他们自己的状况下认为什么是坏消息，以及人们如何处理坏消息存在差异。这在一定程度上取决于人们的期望。有些人在被诊断出患有绝症时，需要应对坏消息，但对其他人来说，被医生视为相对次要或常规的情况或治疗都可能会令他们感到沮丧，会被理解为坏消息。因此消息是"好"是"坏"取决于人们的信念、价值判断和情绪。

在许多情况下，医生可能会在信息前面加上"很抱歉告诉你……"，或者"我很高兴告诉你……"，从一开始就说明了信息的价值和意义。这种对什么是"好"或"坏"消息的先入为主的看法是基于个人和专业经验。然而，在某些情况下，这些先入为主的想法可能与对方的反应不一致。一个患有背痛的患者被告知所谓的"好"消息，即没有严重问题的迹象，他可能仍然会因为没有一个确切的诊断结果而崩溃——因为也没有确定的治疗方法。相反，如果一个人已经担心他们的症状有一段时间了，虽然诊断结果没有那么令人愉快，一个确切的诊断都会给他一些宽慰，使这个人能够进入下一个阶段，并开始做出实际的决定。

因此，坏消息是一个相对的概念，取决于患者对信息的理解和反应。当一个人觉得自己的未来会受到不利影响，那么消息就会被认为是坏消息。通常，我们可以预测什么将被视为坏消息，但不能完全确定。在这个过程中，努力避免对一个人的感受和反应做出假设是非常重要的。同时，需要重点关注这个人的需求和情绪。

分享坏消息为什么困难？

告知坏消息之所以难以启齿，这里面有个人、专业和社会原因（表 7.1）。医学培训强调治疗、康复和减少痛苦。严重的疾病、患者病情的恶化、残疾或死亡都使我们面临现代医学的局限性。在某些情况下，医生可能会对给患者和他们的家人带来情感上的痛苦感到负有责任。坏消息通常意味着幸福、青春、希望、健康和人际关系的损失。这标志着患者和他们的家庭生活的转变，这种转变可能是贸然过早的、不受欢迎的，或者两者都是。这个消息可能带来了新的家庭角色：一个伴侣可能会成为一个看护者或者寡妇，一代人可能结束，家庭结构可能会改变。对于身体不适的患者来说，他们可能带着“生病的角色”和相关的社会耻辱感。人们可能会担心在他们的家庭和社交圈中，他们想要与谁分享信息。许多人可能害怕毁容、身体疼痛和孤独，以及担忧情感、社会和财务状况。

医生和其他医疗保健专业人员本身也不能避免个人伤痛的经历。近期失去亲人的经历或疾病可能使医生难以传达坏消息和提供支持，也可能很难预测患者或其亲属的反应，这种不可预测性可能会导致医生对分享噩耗持谨慎态度。一些医生担心，他们自己的情绪反应——比如想哭——可能会让他们在患者眼中显得不专业。有时医生害怕患者的极端反应，如情绪困扰、愤怒

表 7.1　为什么很难传达坏消息？

- “报信者”担心被责怪
- 不知道如何做最好
- 个人失去的痛苦经历
- 不愿让患者难过
- 担心打乱患者现在的家庭角色或结构
- 不了解患者及其能够获得支持的来源
- 害怕患者的情绪反应
- 不确定接下来会发生什么
- 有些问题没有答案
- 对自己作为医疗保健提供者的角色缺乏明确的认识

或自杀想法。其他谨慎分享坏消息的原因可能更微妙。坏消息可能意味着结束与患者紧密的职业关系，同时可能难以面对个人损失的痛苦经历。

害怕“做错”或给出不正确的信息，也会导致不情愿。团队内同事之间首选方法的差异会导致难以公开回应患者的担忧和恐惧。医学生有时报告说，患者要求他们确认诊断，因为医护人员没有与他们公开讨论。这给学生造成了两难困境，他们可能知道重要的信息，但无权与患者谈论这些信息。在这种情况下，让团队中有资格的工作人员参与进来至关重要。

准备透露坏消息

在会见患者或亲属之前，重要的是考虑如何以及与谁分享信息。

坏消息该告诉谁?

研究发现，大多数患者希望——并期望——医生告诉他们这个坏消息。分享患者想要和需要知道的信息是一个义务，就像对待任何其他关于诊断、预后和治疗的信息一样，该义务也适用于告知“坏消息”。在过去，信息通常基于“保护患者”或“因为知道会伤害患者”而被隐瞒。但是，如果没有参与治疗决策所需的信息，患者的自主权就会受到损害。同样，首先向成年患者的亲属提供信息违反了患者的保密性和自主性。事实上，没有被告知的患者意识到坏消息经常是由周围其他人的行为“泄露”出来的——比如突然避免目光接触、触摸和直接回答问题。“保守秘密”和串通“蓄意沉默”带来的压力不可避免地降低了家庭成员在困难时期相互支持的能力。

尽管如此，考虑谁将出席会谈很重要。当有坏消息要讨论时，患者通常会感谢家人的存在和支持。有时可以预先计划，例如，当会谈中要告知检测结果时，建议患者带一个陪同人员去预约的会谈。当消息出乎意料时，患者身边可能没有人，可能有很多家庭成员，那么考虑患者对这一特定谈话的要求也同样重要。这是可以积极管理的。例如：

“布恩先生，我看得出你今天有很多访客。有没有可能和你私下谈谈？谢谢……检测结果出来了，我需要和你讨论这个，非常重要。消息不是我们所希望的。我们谈这个的时候，你想有人陪着你吗？”

有一些非常具体的情况，你可能需要考虑是否要给患者传达坏消息。例如，可能因为严重的身体或精神疾病，一个患者理解和记忆信息的能力显著下降（“心智”下降）。当治疗一个孩子时，人们通常会在宣布坏消息之前与父母或监护人商量。这些都是在更广泛的团队参与下认真做出的决定，对于是否向患者隐瞒信息的情况有具体的专业指导[2-4]。

坏消息应该由谁来宣布？

通常情况下，一个患者来到过程中的这一环节时，已经看过了几个不同的医生或医疗保健专业人员。一个在医院做过检查的患者可能仍然希望能由他或她的全科医生透露结果，当医院医生告诉他或她这个消息时，他或她可能会感到惊讶。分享坏消息通常需要时间，所以当一个人在轮班结束时累了，在一天的晚些时候去告知坏消息可能是不合适的。另一方面，医生在一个工作日结束时可能会判断他们与患者的关系比一个以前没有见过患者的新参与的同事更好。有可能的话，如果消息与一个可预测的事件（如检测结果的生成）有关，提前与患者沟通谁将参与结果讨论和在哪里进行讨论是有帮助的，这样患者就可以计划有一个陪同人员和他们一起。然而，有时医疗保健的不可预测性使这成为不可能，你发现自己作为医生不得不在现场宣布意想不到的消息，或者不得不重新解释同事已简短地告诉患者的坏消息。即使你觉得自己没有准备充分，不想亲自面对患者，把任务交给同事也是糟糕的做法。即使你觉得准备充分，你也可能无法回答患者提出的所有问题，而且人们通常会理解你可能需要获得更多信息或咨询其他同事。

个人准备

恰当地给出坏消息、回答问题以及在患者困难的时候给予信心和支持都需要时间。因此，在繁忙的门诊或查房期间，通常不适宜传达坏消息。和任何分享消息的会谈一样，在见患者之前，考虑一下患者需要知道什么，以及你是否掌握了所有你需要的信息。你可以考虑以下问题：

- 患者预料到坏消息了吗？到目前为止患者已经知道了什么？
- 我需要提供什么信息？我该如何用一种可以理解的方式解释这一点？
- 患者可能会问什么问题？我将如何回答我没有答案的问题？
- 我有足够的时间陪伴患者吗？有人能帮我照看一下我的传呼机吗？
- 会谈结束后会发生什么？团队中还有谁需要参与？
- 是否有任何“如果……会怎样”的问题需要我做好准备？（例如，“如果他想出院怎么办？”“如果她生我的气怎么办？”）

在见患者之前，先停下来，思考，排除困难。分享坏消息时，比起没有办法回答患者的一些问题更多的困难来自于你没有清楚地思考你在做什么以及如何更好地实现它。

在你的准备过程中要意识到，你会很自然地希望能提供确定性和一个良好结果的保证，同时你很可能两者都提供不了。如果患者或他们的家人感到不安，这不是失败。你的目的是在这个困难的时刻支持你的患者和他们的家人，而不是防止他们感受到这种情况引起的情绪。请注意，你可能也会感到情绪激动，或感到心跳加速，但不要担心会流泪。你的患者将有足够的内容来占据他们的思想和情绪。你不需太关注自我，要关注你的患者。不过，要注意你为安抚自己的情绪而可能做的任何事情，比如想尽快说出信息。宣布坏消息时感到焦虑、不安和不舒服是正常的。

环境布置

理想的环境是一个相当舒适的私人房间，没有干扰，有一个平静的气氛。当然，这样的设置并不总是可能的，在开放式病房、半私人房间、急诊室隔间和患者家里也可能分享坏消息。在这些设置中，尽你所能确保隐私性和舒适度，例如，在床周围拉上窗帘或以“请勿打扰”标志来表示需要一段无干扰的时间。管理潜在的导致分心的来源（如电话、电视和广播）。

你相对于患者的身体位置，以及眼睛保持相似的水平面，对于创造一个支持性的氛围都是非常重要的。坐着表示你打算留下来，会谈不会很匆忙。

有一些显而易见的事情要避免：

- 不要在体检结束当患者还没穿好衣服时，告诉他坏消息。
- 不要在走廊或电话里说坏消息（如果可以避免的话）。
- 不要踱来踱去，持续往窗外看，或者被附近的活动分散注意力。
- 与患者交谈时，不要被道具（例如，摆弄临床笔记，或调整点滴）分散注意力。

积极管理环境，安排更有利的环境只需要很少的时间：

患者亲属：医生，有关于我父亲约翰·莱夫的消息吗？
医生：我来正要找你。你是莱夫先生的女儿米丽亚姆吗？
患者亲属：是的，没错。我等了一个小时没人告诉我任何事。他没事吧？
医生：我们不要在走廊里讲。这里有个房间我们可以谈。还有其他人是和你一起的吗？

分享坏消息

如何处理每种情况总涉及到判断的问题；然而，当传递坏消息时，有一个特定的顺序，遵循其中的步骤是有帮助的（表 7.2）。

找出患者已经知道的，以及他们期望（或想要）从这次咨询中得到什么

确定对方所知道的和所期望的是谈话的出发点。例如，有许多问题可以帮助你了解：

"所以你来诊所是因为肿块。你有没有想过这可能是什么？"
"我把检测结果拿回来了，我想和你讨论一下。你现在有什么想问我的吗？"
"你过得怎么样？你对此有什么看法？"
"我们以前没见过，也不知道有哪些内容已经和你讨论过了。你有什么具体担心的吗？"

表 7.2　分享坏消息的过程

找出患者已经知道的，以及他们期望（或想要）从这次咨询中得到什么
↓
暗示有一个坏消息要宣布
↓
把信息分成小块进行分享，并检查理解情况
↓
使用清晰的单词和短语
↓
关注重点
↓
解释消息的含义
↓
给患者时间消化
↓
征求意见和回答问题
↓
提供适当的保证
↓
考虑患者是否准备好做出任何决定
↓
对结束会谈的暗示做出回应
↓
制订一个立即的计划

想象一下，今天下午你必须在诊所里把消息告诉两个患者。两位患者都是因为乳房肿块而就诊，两位患者的检查结果都显示患有乳腺癌。在每次咨询中，你首先要问到目前为止患者的想法是什么。

琼斯太太说："我妈妈和我妹妹都得了乳腺癌。我的主要问题是：我得的是癌症吗？"

史密斯太太说："我的朋友胸部有个肿块，她很担心，但他们告诉她那只是脓肿。我对我丈夫说，不用担心。我也很有可能是这样。"

根据这两个咨询的出发点，你对消息的介绍会有什么不同？

核心技能：

- 建立融洽关系和信任
- 积极倾听
- 确定患者想要什么和需要什么

这些技能在此次会谈中和你其他需要与患者分享信息的谈话中一样重要。

医生经常担心"医疗"信息的内容是否正确，并期望将大部分的谈话时间花在这上面。但是患者通常有其他紧迫的问题，例如：

"我该怎么跟孩子说？"
"我会不得不放弃工作吗？"
"如果治疗不起作用，我会怎么样？"

在会谈开始和会谈过程中，对患者的重要问题保持警觉，这对于根据你面前的人的需要调整谈话内容至关重要。

暗示有坏消息要宣布

有时患者已经很担心了，知道有哪些可能，但有时消息是突然冒出来的。在这两种情况下，发出你有坏消息要分享的信号是这个过程的第一步。这被称为"警告射击"。例如：

"恐怕情况很严重。"
"检测结果不好。"
"我们很担心。不幸的是，这不是好消息。"

在继续解释之前，确保患者有时间接受这一点，并意识到你在告知坏消息。

示警可以是语言的，也可以是非语言的。你的面部表情、举止、姿势和说话前的停顿都有助于你传达信息——这个人需要准备好接受不好的消息。和其他形式的交流一样，重点不是你传递了什么，而是对方收到了什么。对于那些对坏消息半信半疑的人来说，一个信号可能就足够了。对于那些根本没有预料到坏消息的人来说，可能需要一次以上的警告，或者在警告之后给出额外的时间，使他们能够开始将他们的思路从他们期望听到的内容切换到他们正在接收的内容。

比起更多的日常信息分享，暂停更像是告知坏消息对话中的一个特征。信息的快速传递会对个人产生巨大的影响，给对方造成混乱，引起更大的焦虑和不安，以及在非常困难的时候没有被关心的感觉。例如，在“你好，史密斯先生，我们有结果了，很不好，是癌症”这句话中，没有停顿，“不好”这个短语也并没有起到警告的作用。没有注意到对话对人的影响，也没有迹象表明医生将对话视为一种交流。在对话中，关心与信息应该一起传递。

以小块形式给出信息并检查理解情况

记住“先旧后新”的策略（第五章），从已知的事实开始，并加以补充[5]，包括事实信息以及信息的含义。例如：

米勒医生：你是否还记得，在你告诉我们你的腿麻和头晕之后，我们进行了一些检测。我给你检查的时候，你说视力也有些问题。

弗兰克斯先生：是的。这些症状都还在继续。

米勒医生：我之前提到过，我们必须考虑的一种可能性是多发性硬化症。在这个阶段，我想进行一些进一步的检测。

弗兰克斯先生：但是多发性硬化症是无法治愈的。

米勒医生：恐怕没错。如果是多发性硬化症，有药物治疗，还有一些其他的治疗方法来改善症状。我们还有一个医疗专业团队为你提供治疗。

弗兰克斯先生：但你还不知道是否是（多发性硬化症）。

米勒医生：不知道。

当讨论重要和困难的信息时，保持句子简短并在每个信息“块”之间暂停尤为重要。抑制一次传递一整段文字的冲动，尤其是如果你希望在结尾时能得到积极的信息。形成一个对话（而不是独白）也有助于不断了解患者从信息中获取了什么。这也使患者能够在问题出现时提出问题，而不是试图把它们留到谈话空档再提起，结果直到谈话结束后才想起。

无论你告诉患者什么，你都必须慢慢地进行，或者至少按照患者指定的节奏进行。当给出坏消息时，谈话会变得更加正式。如果有患者亲戚问患者是否在手术中幸存下来，回答一个简单的“不”然后走开是不合乎情理的。相反，人们可能会说：

“手术前你叔叔身体很不舒服。我们尽了最大努力，但还是不行。他再也没有恢复意识。我很遗憾地告诉你，他手术后不久就去世了。”

请注意，旨在“减轻打击”的良好意图可能会扭曲你传达的信息：

沙阿夫人患有一种侵袭性癌症，最后一次治疗失败，现在病情已到晚期。你的顾问医生告诉你，她预料沙阿夫人活不过一个月。沙阿夫人和她丈夫一起出席会谈，你正在向他们解释情况。

沙阿先生：所以你已经无能为力了。
沙阿夫人：还有多久，医生？
科尔医生：很难说，每个人都不一样。我不能给你一个明确的时间范围。可能只有几个月。

后来，你无意中听到沙阿夫人和她的丈夫在电话中与他们的儿子讨论，他们之后几个月应该如何来探视她。

使用清晰的单词和短语

当分享困难的信息时，使用清晰易懂的语言至关重要。使用委婉的语言或术语会引起患者的混乱和额外的焦虑，同时也在向患者表明医生对讨论该话题感到不舒服。当我们担心或不安时，会很难集中注意力，因此需要更简单的信息来确保理解。诸如“癌症”“死亡”“我们无法治愈”和“活不长”这样的词语，尽管很难说出口，但却提供了“癌细胞”“病变”“恶性肿瘤”“没有疗效”和“我们失去了他”所不能提供的清晰度。特别注意你（与同事）的正常对话中经常使用的术语和短语转换是至关重要的，比如“姑息”和“缓解”之类的词，就很难理解。“去世”通常只适用于预期中的死亡。

关注重点

沟通既关乎细节，也关乎“大局”。考虑一下你希望患者在谈话结束时得到的关键信息，例如，这是癌症，很严重，而且无法治愈。就为对话提供一个结构而言，这些可以被认为是三个“信息块”。虽然你希望在解释中提供更多细节，但请注意：

- 此时，这个人想要和能够接受多少细节
- 分享信息和给人时间消化信息之间的平衡
- 患者想问的问题。

许多被医生告知坏消息的人说，当关键的坏消息被传达时（例如，“癌症”这个词），他们的大脑似乎“关闭”，再也听不进去医生在说什么。因此，尽管信息提供者的自然倾向是提供更多的信息——例如，如果他们想补充一些积极的内容——但就是没有被听到。所以有所停顿是必要的。

整体性概括描述能使人对要讨论的范围有个大致的了解。就像一本书的组织方式一样，有标题、目录和章节。当一个人有了整体结构，他们可以选择更深入地关注哪些领域。这些不需要同时发生。例如：

“我今天有一些重要的信息要告诉你，关于我们的发现和一些治疗方案。我们今天不必就治疗做出决定。”

“上次我们讨论了两种主要的治疗方法。你能告诉我你目前的想法吗？你想要知道的我们都可以再认真讨论一遍。也许我们可以制订一个计划。”

解释消息的含义

你可能更有信心讨论医疗细节，如治疗的实际方面、癌症的诊断分期或化疗的副作用。然而，从患者的角度来看，其他问题可能更紧迫，例如对他们工作能力、未来规划或家庭决策的影响。意识到更广泛的问题，并为患者提供提出这些问题的安全空间，是第一步。这并不意味着你将能够为所有的问题提供答案或解决方案，也不意味着这是你要做出的决定。

迈耶医生：这意味着在接下来的几个月里情况可能会变得更糟。

芬利夫人：我打算出国工作六个月。

迈耶医生：嗯，疾病发展可能变得不可预测，我不能肯定。如果你的情况变得更糟，症状会比现在更严重。

芬利夫人：哦，那会成为一个问题。我原来只是顺其自然。所以这是一种风险。

迈耶医生：是的。

芬利夫人：我没有意识到这会影响我的工作。我得考虑一下。

给患者时间消化

在这些谈话中，人们甚至需要时间来开始消化信息，尽管要真正理解消息往往需要更长的时间。这只是过程的开始。不要过多地用信息来填充会谈，而是有意识地在几部分信息之间留出空间，并在最后进行整合。注意那些迹象，对方可能已经达到了他们在谈话中能消化的信息的极限。

卡罗尔医生：我今天给了你很多信息。
韦斯顿先生：我没想到会这样。
卡罗尔医生：我们可以多谈一点关于治疗的问题，或者你愿意改天再谈吗？
韦斯顿先生：老实说，我现在可能听不进去这些信息了。

征求和回答问题

在每条信息的最后询问有无问题是一个很好的经验法则。即使患者现在没有问题要问你，这也表明你愿意回答任何可能出现的问题。一般来说，直截了当地回答直接的问题是有帮助的。请注意，有时问题是间接提出的——患者可能对提出一个话题持谨慎态度，但提供了一个暗示，表明这是他们想了解的内容。

沃特斯先生：我知道我需要做手术。太太不会喜欢的，但我们没有太多选择。
西塞罗医生：你是什么意思？
沃特斯先生：我们考虑再要一个孩子，但我想这已经不可能了。

请注意，患者希望由医生提出某些话题而不必自己询问。患者没有提出问题并不意味着他们不想知道。问一个人是否有什么他们想知道的是合理的。有时，告知坏消息可采用一种更为复杂的方法，例如询问患者自己是否是那种“想知道一切的人”，以此作为一种手段获得患者“许可”向他们透露消息。然而，作为一般性询问，这样做可能会让患者感到困惑，甚至更令其担忧。如果你不确定是否要提起某个话题，比如一个人可能活多久，可以温和地提出，例如：

“关于未来会发生什么，我可以给你更多的信息。你现在想谈谈吗？”

提供适当的保证

信息和保证需要诚实和务实。通常，固有的不确定性意味着你不能提供一个人可能希望得到的明确答案。你的临床知识和经验也会影响你的信心。因此，重要的是平衡希望感——这对许多患者来说很重要——和意识到你能提供什么，不能提供什么。

戴维斯夫人：我会被治愈还是需要终身治疗?
贝克医生：我希望经过这一疗程后情况会好转。我说不好你是否会被治愈。我们需要密切关注病情，并可能重复这一治疗过程。

在某些方面，你更有可能提供保证，例如，医院的团队非常优秀，或者疼痛缓解得到了非常认真的对待。某些方面的保证更多的是传达你理解患者所面临的困难情况，并且你和你的同事致力于提供最好的治疗。提供情感支持，表现出同理心和同情心是至关重要的。有时候，只是静静地坐着就可以起到支持和安慰的作用。

弗莱尔医生：结果表明它不仅仅是一个“普通”的肿块。
布莱克夫人：这听起来像是坏消息。
弗莱尔医生：我希望能够让你放心。但是对肿块的检测发现细胞不正常。
布莱克夫人：听起来不太好。
弗莱尔医生：不太好，是癌症。
布莱克夫人：我们都知道这意味着什么……
弗莱尔医生：我知道这很令人震惊。

在整个会谈过程中可以传达温暖和关怀。在某种程度上，你介绍坏消息的方式会影响患者的反应。有时使用这样的引语是有帮助的：

“我想知道，你是否想过，如果这次感染没有像上次那样迅速痊愈，那将意味着什么？”

一些温和的自嘲也可以鼓励患者更自由地交谈，例如：

“你可能认为我的一些问题有点奇怪，但我想知道是否……”

向患者表明你不怕讨论他们的担忧，不管这些担忧是什么，这是表达同理心的重要方式。引发感觉和担忧的讨论是其中重要的一部分，例如：

赛达特医生：现在我已经告诉了你可能发生的事情，你最担忧的是什么?
托马斯先生：外在痛苦。以及无法照顾自己。
赛达特医生：好的。让我们讨论这两个问题。

请注意，患者和亲属可以表现出任何类型的情绪反应，或者根本什么情绪都没有。未预料到坏消息的人可能只是被惊呆了，直到很久以后才会感受到全部的情感冲击。有时人们也不愿意在医生面前变得明显不安。否认和愤怒也是可能的情绪反应，提醒自己这些是极度痛苦的表现会很有帮助。

说“对不起”是表达同理心和同情心的公认方式。避免用“但是”来否定这种情绪，例如“对不起，但是我们已经尽力了”；同时也要避免说“很抱歉不得不由我来告诉你”，因为这表明你更关心自己的情感需求而不是患者的。

考虑患者做决定的准备情况

有时，患者会一直期待（或半期待）坏消息，可能已经考虑了一些选择，并准备好制订一些切实可行的计划。对于大多数患者来说，这个消息是一个毁灭性的、意想不到的打击，他们可能没有准备好在消息传出后立即做出决定。忙于立即安排治疗可能会使患者感到他们不得不同意正在制订的计划，增加无助感和失控感。

为了做出明智的决定，人们通常需要时间来接受信息。考虑一下有哪些选择可以促进这一点，例如，你可以在患者的家人来探视他们或者他们在电话中与他们关系密切的人交谈之后，再来看患者。当周围环境和治疗过程不允许这样做时，可以重新考虑即时的计划，例如：

“我知道你可能需要更多时间考虑这个问题。如果我今天提交申请把你转到这个治疗单元，你的预约可能还需要一段时间，但它可以让你进入系统，不会有任何延误。你觉得怎么样？也许过几天你可以再来，等你有时间考虑一下，并和你的家人谈谈？”

对结束咨询的暗示做出回应

沟通是一个动态的过程。虽然你可能有一个你希望涵盖的信息列表，但对于一些患者来说，一次涵盖这么多信息可能太多了。留心对方可能已经到了信息过载、需要停下来的时候。对于非常突然和非常重要的消息，比如宣布一个亲戚去世的消息，与你预期的讨论相比，消息的“内容”可能很少。例如，亲戚可能还没有准备好问很多问题或得到详细的信息。通过接收这些信号，你可能会发现结束会谈并同意稍后再来会更有帮助。继续提供对方无法接收的信息没有什么意义。

制订一个立即的计划

即使他还没有准备好做任何决定，但有一个简单的具体计划对于结束会谈是至关重要的，而且可以在很小的程度上帮助表明事情能够向前发展。例如：

“我会安排我们讨论过的化验检查。你考完试，能不能过来，我们再谈谈？”

明确患者可以如何联系你。重申你的名字并在一张纸上写下你的联系方式（包括你的名字）会有所帮助。

当你分享坏消息时，结束一次会谈可能会出人意料的困难。你可能想留下来安慰患者，即使你知道你还必须照顾其他患者。患者在得到坏消息后需要时间独处。你可以在离开前提供以下选择，例如：

- 询问患者 / 亲属是否有他们想要打电话通知的人，或者
- 他们是否想要一些时间来整理一下他们的思绪（也许提供一杯茶），或者
- 他们是否想有人陪他们一起坐着。

重要的是此时不要让患者负担过重。当人们收到令人震惊的消息时，他们经常反映他们的思路被打乱了，头脑正在快速运转在思考问题。在这种状态下，人们甚至连小决定也做不出。因此，用设问句来表达这些提议是有帮助的，例如：“我可以请护士陪你坐一坐吗？”用来表达“我去请护士来陪你一起坐坐”。

反馈并移交给同事

将与患者的会谈告知同事，总结已向患者和其他人解释的内容，并记录患者提到的你的同事可能需要了解的任何特定偏好或顾虑，这是一种良好的做法。这有助于使治疗患者的其他人知道患者下一次会谈的起点。但是请注意，一些或所有信息可能需要重新概括，患者可能会有新的疑问或顾虑。咨询同事也有助于为你提供专业支持和探索如何在整个过程中最好地治疗患者，因为他们与不同的团队有联系，有不同的经验。

“如果……该怎么做？”

作为一名正在接受培训的学生，想象宣布坏消息可能令人望而生畏。有

案例 7.1　告知乳腺癌坏消息

鲍尔太太注意到她胸口有个肿块，为此她担心了好几个星期。她起初觉得太害怕了，不敢告诉丈夫或医生，但当她体重开始下降，出现睡眠困难时，她终于去看了全科医生。检查结果显示她得了癌症，于是她做了切除肿块的手术。她现正在和医生会谈，丈夫也在场。

考虑这个案例是如何展现分享坏消息的要素，如传达同情、保持务实、保持谨慎、对预后持开放态度，及考虑与患者合作，共同管理疾病。

鲍尔夫人：都是我的错。如果早点来，事情就不会变成这样了。
戴医生：你来了，并且接受了治疗，这一事实很重要。
鲍尔先生：我妻子总是自责。要是她早点告诉我就好了。你一个人担心这些真的让我很难过。她会好起来吗，医生？
戴医生：从我们进行的检查来看，我们有信心能够切除乳房上的肿瘤。我们现在需要弄清楚它是否已经扩散到其他地方。如果有，那就要看扩散到哪里了，已经造成了什么损害。现在你有什么问题要问我吗？
鲍尔先生：我喜欢乐观，但这次我很担心。
戴医生：你最担心的是什么？
鲍尔先生：我会失去我的妻子（哭泣，这对夫妇拥抱）。
戴医生（对鲍尔夫人）：有可能我们还没有清除所有的癌症病灶。你有什么必须立即做出的决定吗？
鲍尔夫人（哭泣）：我打算在接下来的几个月里重新开始工作，其中一个孩子将在今年晚些时候上大学。
戴医生：你如何看待你的疾病对这些的影响？
鲍尔夫人：我们将不得不搁置一切，直到我们明确这一切将会如何发展。但是我不想让我女儿待在家里照顾我。
戴医生：你想过如何告诉你的孩子吗？
鲍尔先生：我们将开放地告诉他们两个。我还能指望我妻子很快回家吗？
戴医生：是的，这一点没有改变。在我们从化验中获得更多信息之前，对决策保持开放的心态是很重要的。我知道这对你们两个来说一定很有压力，因为还不清楚事情会如何发展。

告知坏消息经验的医生反映说，这是他们最具挑战性的任务之一。惊惶不安可能会给自己带来恐惧，不知将会发生什么，尤其是来自坏消息接收者的极端反应，比如“如果患者哭泣、生气或暴力行为，我该怎么办？”预测患者或亲属对坏消息的反应几乎是不可能的，即使他们是你熟知的。然而，以支持和专业的方式行事是很重要的。无论什么样的建议可能适合这个特定的情况，以一种与你自己的感受一致并且在职业行为限度内的方式行事是一个很好的准则。例如，如果你在患者哭泣时握着他的手不舒服，不要这样做，这可能会给人一种做作和尴尬的感觉。

如果患者哭了怎么办？

向心烦意乱的患者表示支持通常采取的形式是在会谈过程中暂停，并从盒子里取出纸巾递给患者。患者会提示你是继续还是等一会儿。虽然有些医生提倡触摸（例如，触摸对方肩膀或手臂），但如果感觉不自然，就会让人感觉有侵入性。有时，当你把纸巾放进患者手里时，他们可能会握着你的手。触摸可以表明你并不害怕这个诊断结果（被诊断为癌症等严重疾病的患者反映说，人们不太可能触摸他们）。然而，拥抱或亲吻患者通常是不合适的。

患者通常希望继续会谈，甚至在他们还没哭完的时候就希望你继续会谈。承认这种情绪很重要，例如：

"我看得出这很让人难过。你想让我继续，还是需要一点时间？"

试图最小化或阻止这个人的情绪——即使是出于好意，也表明缺乏同理心和同情心。例如，"暂时不要担心这个"或者"实际上，之前情况可能变得更糟"。

如果一个亲密的朋友告诉你坏消息时，哭了起来，你会有什么反应？你认为朋友会对你有什么期望？你怎么知道该怎么做？

患者变得愤怒或者暴力怎么办？

想想你可能会和一个陌生人发生争执的情形。什么可能使局势激化并可能导致暴力？

愤怒有不同的类型。一种是当被告知一些令人震惊的消息时，人们会立即产生负面反应，一是希望否认现实，二是希望这是因为医生不称职搞错了结果。当发生了感觉不公平的非常糟糕的事情时，想责怪某人是人类的自然反应。对我们来说，这让我们感觉到我们对自己的生活有更多的控制。冷静地承认这种情绪及其产生的痛苦是很重要的，例如：

"我看得出你对此很生气。我可以向你保证，我也希望这些结果是错误的。很抱歉，它们不是。"

面对愤怒的人时，保持冷静、礼貌、乐于助人和尊重是最有效的方法。记住，他们愤怒的目标不是你个人，而是病情，这一点是有帮助的。

另外，还有其他形式的愤怒。这包括对方对你大喊大叫你感觉到受到威胁、或对方对你进行人身攻击（例如说一些贬损你的话）。如果愤怒升级了，那么在明确界限的同时表现出同理心是很有帮助的。例如，你可以礼貌地、道歉地、坚定地说：

"我知道你没预料到会听到这个。对于这个消息我很抱歉。可惜当你对我大喊大叫时，我不能和你讨论。"

如果这不能快速平息对方的愤怒，你可能希望终止会谈："很抱歉你这么想。我会安排我的同事送你出去。我们改天再谈吧。"

如果在任何时候你觉得自己有受到身体威胁的危险，或者你觉得自己受到了辱骂，那么发出结束会谈的信号可能是不合适的，因为这可能会使情况进一步恶化。在这种情况下，你可以直接离开房间，立即向同事寻求帮助。

许多患者和家属对自己发脾气感到抱歉，希望以后能道歉。

要点

- 分享坏消息的方式影响人们如何应对和调整。
- 虽然有些情况下大多数人都会同意表达坏消息，但人们面对坏消息时的看法和反应存在差异。
- 告知坏消息与在其他情况下与患者和亲属分享信息所涉及的沟通要素相同。
- 分享坏消息需要时间，一个无干扰和分心事物的环境，积极倾听，保持同理心，谦虚地说你可能对某些问题没有答案。

参考文献

1. Lane R. Breaking bad news. In: Brown J, Noble LM, Papageorgiou A, et al, editors. Clinical communication in medicine. Chichester: John Wiley and Sons Ltd; 2016.
2. General Medical Council. Consent: patients and doctors making decisions together. Manchester: General Medical Council; 2008.
3. General Medical Council. 0–18 years: guidance for all doctors. Manchester: General Medical Council; 2007.
4. General Medical Council. Treatment and care towards the end of life: good practice in decision making. Manchester: General Medical Council; 2010.
5. Pinker S. The sense of style: the thinking person's guide to writing in the 21st century. New York: Penguin; 2014.

8 与患者家属的沟通

Robert Bor，Margaret Lloyd，Lorraine Noble

医学院教学生把人体视为一个系统，一个系统的变化会导致另一个系统的变化。例如，如果你考试迟到，你会开始感到压力，你会加快你的步伐。随着你走得越来越快，腿部肌肉越来越用力，你的心率呼吸会变得越来越快，你会开始出汗。当你将要按时到达时，你会感到如释重负，你的呼吸会变慢，注意到你的心脏开始恢复到正常速度。同样，一个人的健康状况对他居住环境的其他系统有影响，其中对家庭的影响可能是最重要的。

在传统的“生物医学”诊断和治疗模式中，学生被教导寻找人体内部存在的问题，然后专门针对相关的身体系统进行治疗。然而，我们也知道，个人的社会和物质环境在健康问题的发展和一个人面对健康问题时的反应中起着重要的作用。例如，如果父母或其他家庭成员吸烟，年轻人更有可能吸烟[1]。对许多人来说，疾病影响他们生活的许多方面，以及他们家庭中其他人的生活。

克里斯·波特是一位已婚母亲，有两个学龄儿童，在家里经营着一家小企业。有一天，她发现乳房有一个肿块，检查发现是一种恶性度高的乳腺癌。她开始了一个密集的治疗计划，这是非常耗时和累人的。她请姐姐帮忙送孩子上学，丈夫则要求他老板减少工作时间，以便他能多帮些忙。医生们无法预测治疗是否成功，这个家庭面临着不确定的未来。想一想波特夫人的疾病是如何影响她的生活，以及她的丈夫、她的孩子和她更广泛的家庭生活。

考虑患者最亲近的人提供支持的不同方式是有帮助的（图 8.1）。

在身体不好的时候，我们会寻求他人的支持，更多的可能是依赖我们亲密的家人和朋友。支持不仅涉及实际问题，如帮助患者往返诊所或确保儿童从学校被接走。当人们感到焦虑和疲劳时，还需要情感支持和安慰。研究表明，社会支持可以作为心理痛苦的缓冲。还有证据表明，我们的身体在压力下会发生生理变化，免疫系统尤其受到影响。因此，社会支持可以对一个人的身体和心理健康产生影响。通过谈论家庭和询问患者认为谁是亲密的家人，

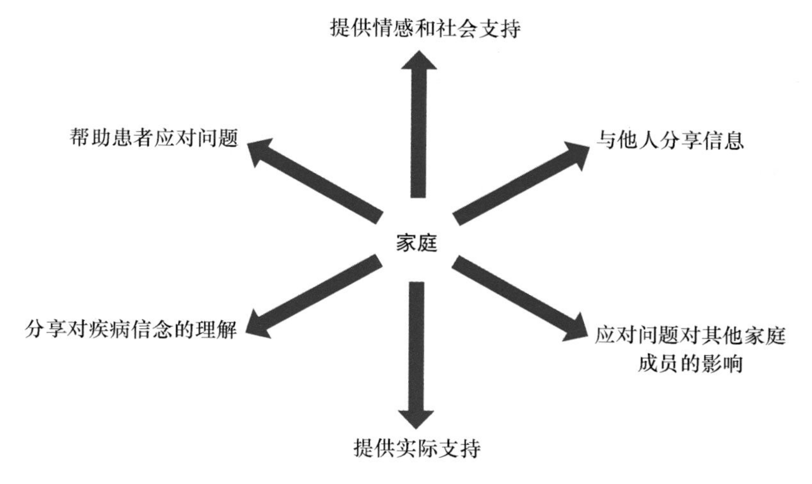

图 8.1 家庭如何在诊断、治疗和护理方面提供帮助

可以鼓励患者获得他人的支持。

同样需要注意的是，有时与患者关系最密切的人不是家庭成员，患者有权选择他们希望参与治疗的人。英国医学总会指出，支持患者的人可能是家庭成员，也可能不是家庭成员[2]：

“你必须体谅患者身边的人，在向他们提供信息和支持时要敏感、及时回应。”

初步观察

在开始谈话之前，你可以考虑患者是否得到他人的支持：

- 患者是独自一人还是有人陪伴？
- 有一个亲戚来了吗，还是有几个家庭成员？
- 病房里有人来看过患者吗？
- 患者是否收到卡片或有人帮忙带来个人物品（如牙刷、梳子）？
- 患者是否在病房与他人交谈？

当然，这些信息并不能揭示这个人是更喜欢依靠别人的支持，还是在没有别人支持的情况下处理得更好，这只能通过与患者交谈来了解。

识别家庭成员

虽然可能需要患者家庭的实际信息来完成病史背景，但开口询问关于家人和朋友的情况也很重要，以便确定最有可能提供实际和情感支持的人。提问有助于探索这一点，例如：

“今天谁和你在一起？”
“你认为谁是你的近亲？”
“你生病时还有谁在帮助你”？
“谁和你一起住在家里？”
“你提到了一个伙伴，那兄弟、姐妹、父母等其他家庭成员呢？”

当你和患者说话时，画一个家谱可能是有帮助的，有时被称为基因图或谱系[3-4]。这有助于组织和图形化地表示关于关系的信息。图 8.2 显示了患有冠心病的患者的家谱，注意这种疾病的家族模式。家谱包括性别、年龄、关系、家庭死亡的细节，也可以包括病史。

收集了家庭的详细信息后，探讨患者对这些关系质量的看法可能会有所帮助。例如：

“你多久见（或联系）一次你的女儿 / 儿子？”

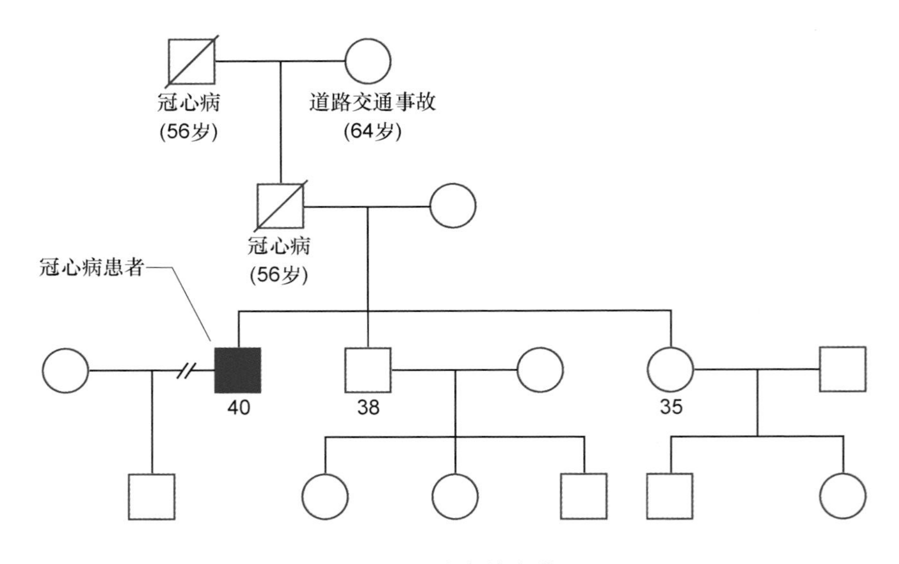

图 8.2　患者的家谱

“有人能帮你购物吗？”
“你提到了你妹妹，你为什么不请你哥哥帮忙？”
“谁最担心你？”
“有人应该知道你今天在这里吗？”

随着谈话的继续，你可以探索到目前为止那些与患者关系密切的人是如何参与进来的。例如：

“你觉得什么支持最有帮助？这是谁提供的？”
“其他家人对你的病有什么想法？”
“自从你生病以来，其他家庭成员过得怎么样？”
“谁最支持你？”
“你认为其他家庭成员如何看待你的健康管理？”

家庭对护理和治疗的影响

经历疾病的人不会在真空中生活。人们对疾病的关注受到他们自己的疾病经历以及家人和朋友经历的影响。对疾病的看法受到家庭对疾病性质的看法和对疾病应如何治疗的期望的影响。社会学家曾写过关于患者在与专业护理人员和亲属的关系中“病人的角色”。在“病人角色”中，一个人有“权利”（比如免除正常的社会角色）和“责任”（比如努力变好）。当我们生病时，我们变得更加依赖他人，这可能会改变正常的家庭关系。例如，可能会出现角色颠倒，即女儿或儿子对父母承担起照顾角色。健康的亲戚也可能因家庭成员患病而受苦。例如，一个患有严重疾病的男孩的兄弟可能会在他的兄弟住院时逃学、入店行窃或尿床；癌症患者的丈夫可能会因为担心而几个月无法入睡。根据家庭成员的年龄和角色，心理痛苦可能以多种不同的方式表现出来。

每一个家庭中的关系，不管看起来有多一成不变，都是动态复杂的。尤其是在生病的时候，每个人的适应能力都要经受新的需求带来的考验。这就是为什么家庭关系在这些时候往往更加紧张和不确定。

询问以下问题：

- 人们如何应对
- 正在经历什么问题

- 家人对疾病和治疗的看法

这些问题通过承认疾病对家庭的影响，可以帮助你更好地了解患者的情况，这本身就是一种支持。例如：

“家里还有其他人遇到过类似的问题吗？”
“自你生病以来，家庭关系有什么变化吗？”
“谁觉得最难应付？”
“你的家人对这种疾病有什么想法？”
“你的家人过去是如何应对重病（或死亡）的？”
“谁对健康和治疗的看法对你的家庭影响最大？”

医学生和医生有时会担心问一些问题，这些问题可能会暴露出患者社交圈中的问题，例如一个家庭成员很难应对目前状况。然而，患者和他们的家人很感激被询问和倾听，没有期望医疗团队解决这些问题。尽管如此，关于家庭环境的讨论可能会揭示一些需要，这些需要可以通过其他服务来解决，比如对照料者的支持。

与夫妇一起工作

夫妻关系的亲密性质会受到疾病的深刻影响。这受到许多因素的影响，包括：

- 疾病的性质（如长期、逐渐恶化、威胁生命）
- 生活条件或治疗的具体影响（如行动不便、性功能障碍）
- 发作是突然的还是逐渐的，以及这对夫妇能在多大程度上做好准备
- 他们关系的现有质量
- 以往个人和家庭的应对疾病经历
- 此人在关系中的角色（例如，主要的养家糊口者）
- 疾病是否具有传染性
- 每个人在家庭网络中的现有角色，以及夫妇和更广泛家庭之间的关系
- 其他亲属或护理人员的支持
- 夫妇的发展阶段（例如新婚夫妇或长期在一起正在逐渐变老的夫妇）
- 每个人的心理韧性。

当疾病侵袭夫妻关系时，其影响可能是破坏关系的稳定或在伴侣之间建

立更紧密的联系，有时两者兼而有之。尽管更密切的关系之前通常会有一段不确定和不稳定的时期，这两者都是正常的。这些波动状态是由于恐惧、对损失的预期、对被遗弃的恐惧、愤怒或孤独等感觉而产生的。伴侣有时也可能对彼此有不满足的期望，从而产生怨恨。除了经常因疾病而中断日常生活规律和重新分配任务之外，当一个人的伴侣身体不适时，矛盾往往会增加也就不足为奇了。压力可能以不同的方式出现，这取决于这对夫妇。例如，患者在咨询医生时可能会变得更加安静和抽离，而他们的伴侣会问更多的问题并质疑决定。

对于医学生或医生来说，很容易被夹在这些关系动态中，感觉被拉向一方或另一方。显而易见，这是应该抵制的。可通过温和而敏感的问题了解患者及其伴侣的观点，例如：

“你丈夫今天来看你时，他似乎压力很大。出什么事了吗？”

“所以你在过去的一年里一直大小便失禁。这对家里的事情有什么影响？”

“从某种意义上来说，你已经转换了角色，当你的伴侣外出工作时，你待在家里。这对你们的关系有什么影响？”

“你的伴侣似乎对此非常担心。你怎么看？”

“我明白这可能会给一段关系带来压力。你们两个都是怎么应对的？”

保密

成年患者有权要求医疗团队内部对信息保密，不得与家人分享。尽管如此，许多患者还是希望他们的家人能够参与到他们的治疗中来，并且理所当然地了解情况。为了确保患者的愿望得到满足，并避免误解，与患者身边的人共享信息的指南中指出，医生应该从患者那里了解他们希望与谁以及在什么情况下共享什么信息。这些信息最好在护理期间尽早建立，并且是一个持续更新的过程。例如，患者可能同意亲属可以知道一般状态进展，但不能获得检测结果。

入院时，患者通常被要求提供紧急情况下的联系人的详细信息，通常被称为“近亲”。虽然这通常被认为是指最亲的亲属或伴侣，但患者可以指定任何与他们亲近的人作为他们的“近亲”。该词语在英国没有法律含义，近亲家庭成员没有自然的权利获得信息或参与关于患者护理的决策。对于不熟悉医疗保密规则的亲属来说，这似乎是违背常理的。专业指导详细说明了在特定情况下与亲属共享信息的规则，例如，如果患者缺乏为自己做决定的精神能力，如果患者是儿童（18 岁以下），或者如果患者死亡[5-6]。

通过提问来阐明患者的意愿有助于确保在保密和共享患者希望共享的信息之间取得正确的平衡，例如：

"有时候亲戚会给病房打电话询问信息。你希望我们通过电话提供信息吗？你希望我们与谁分享信息？你希望我们分享什么信息？"

"你希望我们在手术后给你的儿子 / 女儿打电话，让他们知道进展如何吗？"

"如果你出了什么事，你希望我们联系谁？"

"你丈夫进来的时候，要我向他解释结果吗？"

如果你不认识的患者亲属与你联系，并且你没有患者的事先指示，不知道可以与谁共享信息：

- 关于保密，你有什么责任？
- 你会对亲戚说什么？

案例 8.1　一名患者不愿告诉妻子他可能患有睾丸癌

52 岁的波兹先生去看了他的全科医生，因为他的一个睾丸疼痛，并注意到了一个肿块。他还报告了持续的咳嗽和偶尔的下背痛。医生很担心，建议紧急转诊做进一步检查。

丘奇医生：那天有人能和你一起去吗？
波兹先生：我的妻子，但不能告诉她这件事。
丘奇医生：你还没有告诉她肿块和疼痛？
波兹先生：没有，她父亲死于癌症。不需要的话我也不想让她担心。
丘奇医生：如果她知道你今天来了，你觉得她会说什么？
波兹先生：她会很担心的。也许我可以告诉她，在我做完所有的检查时，我要北上几天去看我哥哥。
丘奇医生：你认为她最担心什么？
波兹先生：也会失去我，我想。
丘奇医生：如果你处在她的位置，你会想知道吗？
波兹先生：是的，我想会的。
丘奇医生：那你想做什么？
波兹先生：你能告诉她吗，医生？我整晚都醒着，不知道该如何向她传达这个消息。
丘奇医生：是的，我可以。今天手术结束后你能回来吗？我们可以讨论你们俩的任何问题。

秘密

对于患者和他们的亲属来说，应对疾病可能是一种压力极大的经历。谈论严重疾病、某些传染病、精神健康问题和死亡的社会禁忌仍然普遍存在[7-8]。因此，出于善意，有时患者或他们的亲属希望保护彼此免受坏消息的伤害。

问一些以未来为导向的假设性问题是一种非对抗性的策略，可以帮助一些患者考虑他们可能害怕解决的想法。有时亲属希望保护患者，并可能要求首先向他们提供有关检测结果的信息，或者不向患者透露这些信息。重要的是要了解亲属的意图，以保护患者免受信息干扰或减轻不得不做出决定的负担。然而，医生的责任是对患者的，患者有权获得关于他们健康的信息，并参与决策。虽然这些有时看起来是不相容的目标，但通过对话来解决亲属潜在的担忧有助于保证患者和亲属都会得到支持。

回应担忧和恐惧

每个家庭成员对亲属疾病的反应都不同，这取决于他们在家庭中的角色。有些家庭成员更容易提供实际的支持，而另一些则是情感上的支持。一些家庭成员对疾病感到厌恶，要么很少去看望患者，要么更愿意通过电话询问患者的情况。相比之下，一些家庭组织 24 小时守夜，轮流在任何时候陪伴患者。大多数儿童医院和儿科病房都为父母和孩子一起过夜做好了准备。当亲属焦虑时，他们自然会找医生获取关于诊断和可能预后的信息以及其他问题。在下列情况下可能会出现困难：

- 亲属会接近团队中资历较浅的成员，比如初级医生或医学生。尤其是当资深医生没有对疾病、预后和治疗提供明确的说明时，这种情况就会发生。初级医生可能没有提供明确答案的知识或经验，医学生也没有能力提供信息。在这两种情况下，被接触的个人都需要了解亲属对信息的需求，并为亲属和患者商定一个计划，以便与有能力提供所需信息的人进行交谈。承认亲人的关心和痛苦是关键。
- 亲属们在“了解真相”的过程中寻求不同的医疗专业人士的意见，或者在看似无望的情况下寻求一句希望的话。在不确定的情况下，前景不好，提出最乐观的观点并对结果提供保证是很有诱惑力的。在给予希望和分享你对事实的真实评估之间取得平衡是医生最困难的任务之一。在这种情况下，花时间去了解亲属的情绪和疾病对他们的影响就像重复事实信息一样重要。

- 患者和亲属对什么是最合适的行动有不同的看法。这可能与选择哪种治疗方案有关，也可能与其他更长期的行动有关（例如，患者是否回到自己的家中生活或住院治疗）。虽然这些差异可能反映了患者和亲属的不同优先选择顺序，但也反映了亲属与患者相比不同的恐惧和担忧。虽然成年患者有权选择他们希望采取的行动，但排除身边人的意见可能会导致重要信息被排除在决策过程之外。花时间进行谈话，探讨患者和亲属的观点，并讨论这些观点背后的原因，可以在决策之前对问题进行更全面的讨论。

与患者家属沟通的要点

以下策略有助于与患者及其家人进行有效的对话：

1. 一开始就找出谁是亲属，询问他们的名字和与患者的关系。
2. 让家人参与对话。确保家庭成员有时间分享信息、提出担忧和进行提问。
3. 感谢家庭成员提供的支持。
4. 询问家庭成员的观点。
5. 如果会谈的一部分是与患者单独进行的，只要有可能，就找一个家庭成员可以等待的地方。
6. 询问患者可以将哪些信息告知哪些家庭成员。
7. 如果需要，确定一名家庭成员可以联系的关键工作人员（如护士或医生）。例如，如果患者的健康状况恶化，医院如何联系家属。
8. 首先与患者分享信息，并检查你是否获得患者的许可与其他人讨论信息。
9. 当有疑问时，如果你不确定你是否得到患者的允许与他们讨论某事，请告诉亲属询问患者。
10. 在与亲属的重要讨论笔记中写一份总结，这样你的同事就知道讨论了什么以及与谁讨论。
11. 如果患者身体非常不适，鼓励亲属进行频繁但短暂的探视。
12. 不要在亲属面前检查患者（除非是孩子）。
13. 不要在亲属面前进行采血等程序。请他们离开房间。
14. 不要在查房或其他任何可能被人听到的场合讨论家庭问题。

要点

- 疾病不仅对个人有影响，也影响到家庭成员和患者身边的其他人。
- 家庭成员通常提供实际的和情感上的支持，因此解决他们的个人担忧和承认他们在护理中的作用很重要。
- 绘制一个家谱，提供一种关系图示，及几代人之间疾病模式的线索。
- 询问患者希望与家人分享哪些信息，这样有助于避免误解。
- 探索家庭成员的观点能够在决策之前对问题进行全面讨论。

参考文献

1. Leonardi-Bee J, Jere ML, Britton J. Exposure to parental and sibling smoking and the risk of smoking uptake in childhood and adolescence: a systematic review and meta-analysis. Thorax 2011;66:847–55.
2. General Medical Council. Good medical practice. Manchester: General Medical Council; 2013.
3. Waters I, Watson W, Wetzel W. Genograms. Practical tools for family physicians. Can Fam Physician 1994;40:282–7.
4. McGoldrick M, Gerson R, Petry S. Genograms: assessment and intervention. 3rd ed. New York: WW Norton & Company; 2008.
5. General Medical Council. Confidentiality: good practice in handling patient information. Manchester: General Medical Council; 2017.
6. General Medical Council. 0–18 years: guidance for all doctors. Manchester: General Medical Council; 2007.
7. Dying Matters. Death still taboo for Brits. The National Council for Palliative Care; 2011. Accessed at: http://www.dyingmatters.org/news/death-still-taboo-brits.
8. Schomerus G, Schwahn G, Holzinger A, et al. Evolution of public attitudes about mental illness: a systematic review and meta-analysis. Acta Psychiatr Scand 2012;125(6):440–52.

9 与儿童患者和青少年患者交流

Zack Eleftheriadou，Lorraine Noble，Robert Bor

孩子不是缩小版的成人。（英国医学总会，General Medical Council[1]）

虽然儿童和青少年可能与成年人有类似的医疗问题，但在临床环境中照顾未成年人在某些方面必然是不同的。与更年轻的患者一起工作不仅带来了挑战，也带来了回报。

想想你将如何向 4 岁、7 岁、11 岁和 14 岁的孩子解释人类生殖？和朋友或其他学生一起尝试一下表达。你觉得你听起来幼稚吗？过于科学复杂吗？居高临下吗？你会通过言语、画画或使用木偶或洋娃娃的方式进行表达吗？思考一下：

- 你对孩子已经知道的事情有什么假设？
- 你会问什么问题来了解孩子对身体部位词语的理解和知识水平？
- 讨论这个话题，你会觉得尴尬吗？
- 你预计孩子问什么问题？

与儿童和青少年交流时需要考虑什么

了解从婴儿期到成年期的发展阶段对于决定如何确定会谈的层次很重要。例如，想想孩子在理解世界、表达自己的能力、时间感，及对疾病或死亡的理解方面所经历的变化。

不要用居高临下的口气对孩子说话，这很重要。如果沟通定位成与比他们年龄更小的孩子交流，孩子可能会觉得没有被认真对待。被恰当地对待会让孩子感到放心，他们会得到理解和尊重。这可能决定他们在分享问题和表达恐惧时的自在程度。同样，如果孩子们觉得自己参与到医疗过程中并有一定的控制权，他们更有可能对自己的治疗感兴趣并信任医护人员。医生可能会说：

"让我想想，你认为我们应该怎么做才能摆脱这一切？"

积极地让孩子参与进来表明他们的意见是被重视的，这可以为这次和未来的接触奠定基调。加强与儿童患者沟通的策略见表 9.1。

即使是婴儿和非常小的孩子也能捕捉到父母和医务人员感受的微妙线索。例如，一个蹒跚学步的孩子可能会通过他们的行为表达出房间里的成年人所感受到的焦虑，当谈话转向母亲所担心的话题时，他们可能会开始大声地玩玩具。小孩子也比他们看起来更清楚成年人在讨论什么，即使他们玩玩具时看起来心不在焉。事后问孩子可以得到一个令人印象深刻的谈话要点的准确总结，例如，他们情况很糟糕，爸爸妈妈很担心，他们需要在医院待很长时间。孩子们可以用各种不同的方式表达他们对这种情况的理解以及对家庭影响的理解。

有必要记住，每个涉及儿童或青少年患者的会谈都是一个三方的咨询（医生-父母-年轻患者），而不是一个碰巧房间里还有一个小朋友的双方的咨询（医生-父母）。

在任何有婴儿、年幼或较大的儿童或青少年的会谈中，重要的是考虑他们在会谈中的参与程度。这可能包括：

- 根据年轻患者的需求和发展阶段，你以何种恰当的方式让他们参与咨询？
- 这位年轻患者需要什么信息？
- 这位年轻患者将如何参与决策和遵循治疗计划？

表 9.1　加强与儿童患者的沟通

- 与孩子交谈或检查时身体处于同一水平
- 在接触或检查孩子之前，建立融洽的关系并获得孩子的信任
- 学习孩子的语言，了解他们对担忧的表达以及部分解剖学的表达
- 使用简单的语言
- 在与相关卫生专业人员进行手术前，使用儿童可以查看的展示手术程序的相册
- 通过让孩子重复你说过的话，或者用一个玩具娃娃或泰迪熊来演示，以检查孩子是否理解
- 寻求父母或监护人的帮助，尤其是在检查孩子时
- 在你做这些事情之前，先向孩子解释一下你的计划，让他们对将发生什么有所预料
- 保持交谈：即使孩子显然很心烦意乱，平静的声音也能让人安心
- 及时执行手术，防止长时间焦虑
- 避免依靠贿赂孩子来换取他或她答应手术或治疗
- 避免做出你无法兑现的承诺（例如，这不会造成伤害），但要诚实，给予赞扬和安慰
- 确保孩子在不熟悉的环境中或与不熟悉的人在一起时不孤单
- 避免鼓励孩子"乖"；允许孩子哭泣或表现出痛苦。

与不同年龄的年轻患者交流

如何让年轻患者参与会谈取决于他们的年龄和发育阶段，以及孩子的个性。例如：

婴儿

有自己的个性和偏好，了解这些最有效的方法是互动，例如眼神交流，在足够安全的距离内向婴儿倾斜身体，以平静、温和的方式与婴儿说话。非语言交流，与患者处于同一水平，并对他们感兴趣的东西表现出兴趣，这些都是与非常小的患者交流的基本操作。

婴儿和幼儿可能用各种方式表达他们的感受，并可能在房间内（包括医生的房间）捕捉和反映感受。幼小的患者也知道他们的主要护理者（通常是母亲）是否感到放松或焦虑，例如，面对孩子的体检或手术时。

幼儿

能用有一些话来解释他们的感受，尽管他们可能会发现通过游戏而不是仅仅通过对话来表达自己更容易。例如，如果父母被要求带一个孩子最喜欢的玩具去会谈，这有助于与孩子建立融洽的关系、收集信息和解释医疗程序。让孩子玩他们最喜欢的玩具或毛绒玩具有助于打开一个沟通的渠道，以熟悉和安全的物体为中心。例如：

“我们可以看看泰迪的肚子，看看哪里疼吗？”
“泰迪需要什么才能让他感觉更好？”
“让熊猫看看你能张开多大的嘴。”

画画作为一种交流方式也很有帮助，因为孩子们可以用它来提供信息，用不同的方式表达他们的感受。例如，孩子可以画出他们的家庭，有时会让父母大吃一惊，因为他们会把已经去世的家庭成员包括在内，而父母因为害怕让他们不安，所以尽量不在孩子面前谈论他们。这有助于阐明儿童认为谁在他们的家庭和社交圈中重要，以及已经去世或不再住在家中的家庭成员的作用。

用画画及洋娃娃或其他玩具进行角色扮演也可以帮助孩子们展示他们对疾病和治疗的理解，例如，英雄在城堡里，外面正在进行一场大战斗。用游戏作为背景与孩子交谈可以帮助谈话更自然地进行。例如，此时如果一个孩子在回答一个问题时沉默了一段时间，这种沉默感觉没有医生和孩子坐在桌子对面互相看着对方那么尴尬。

除了有助于交流，有玩具和绘画材料可以让孩子在漫长、无聊，偶尔令人恐惧的诊所或医院就诊期间有事可做。

年龄较大的儿童

他们显然更愿意积极参与会谈，而且在使用语言时需要达到一种平衡，这种平衡是在成人水平和包括儿童在内的水平上进行的。虽然这似乎是一个两难的问题，但在孩子能够理解的水平上讨论问题可以提高解释的清晰度（例如，通过注意避免使用医学术语）。把问题和治疗分解成更简单的词语也能让父母放心，尤其是在焦虑的时候，信息的重复往往是值得被肯定的。另一个好处是，使用孩子能够理解的语言，并积极让孩子参与讨论，可以帮助家长回到家后与孩子谈论问题和治疗方法。孩子们对治疗有看法和偏好（例如，他们可能希望避免同龄人在操场上曾经谈论过的治疗），因此帮助孩子参与他们自己的医疗过程和解决他们的担忧可以提高孩子的控制感。

青少年

可能会发现，成年人有时会把青少年当作成年人来对待，但有时会把他们当作比自己小得多的孩子来对待。青春期本身是一个复杂的发展阶段，就个人的社会、情感、行为、身体和性成熟度而言，其发展速度各不相同。成年人可能不确定如何作出解释，以及如何让青少年参与决策。同样，青少年患者有时可能想要独立并做出自己的决定，有时可能只是想要得到照顾。家庭如何应对孩子长大成人因家庭而异，这通常是一个不断变化的目标，变化的速度让所有相关人员感到困惑。例如，对治疗决定的意见分歧可能反映出对家庭生活的其他方面的意见分歧，这些方面发生在会谈之外。然而，患者和家属仍然需要得到支持。

还值得强调的是，年龄较大的儿童和年轻人通常会访问在线资源，包括社交媒体，并将利用这些资源对他们想要了解的主题进行自己的研究。

物理环境

成年人理所当然地认为，我们的物理环境是与我们自己成比例的而不是和孩子成比例的。看看你周围，不管你现在身在何处；如果你只有你的一半或三分之一大，什么会成为障碍？

- 你还能摸到门把手吗？
- 你可以自己坐在椅子上，还是需要被抱起来？
- 你能坐在桌子旁，仍然把胳膊肘放在上面吗？
- 你能自己上下楼梯吗？
- 没有成年人的帮助，你能离开现在的地方吗？

显然，不可能在所有的环境下创造一个完全以儿童为导向的环境，但想想做一名全科医生或在医院工作，你想做些什么来确保年轻患者在你工作的地方更愉快、更舒适？

研究探索了儿童和年轻人在医院的经历，发现物理环境对年轻患者的以下感觉有很大的影响[2]：

- 感受到欢迎
- 感到舒适
- 掌控感
- 能够保持积极的心态
- 隐私感
- 能够独立移动。

例如，设备齐全的游戏区和放着玩具的等候室，可以表明环境是以儿童为导向的。孩子们看到颜色鲜艳的墙壁、游戏材料和家具（如小桌子和椅子）与他们的尺寸是成比例的会感到舒适。一些儿童医院会以动物命名病房，并确保门把手和其他物体处于大多数儿童容易触及的水平。对于年龄稍大的孩子，适合其年龄的美学、艺术品和活动能为其创造一个熟悉的环境。

在医院里，可以常规地提供一个用玩具或个人物品打造的个性化空间，以对抗医院其他空间的陌生感，那些空间有坚硬的临床操作台和科学设备。它还为朋友和家人创造了一个欢迎的环境，可以减少年轻患者的同伴来探望时的焦虑。

会谈室

就像候诊室和医疗环境的整体环境一样，确保会谈室是面向儿童设计的，可以让年轻患者放心，让他们感到陌生的环境实际上是一个安全的地方。空间如何面向儿童设计通常取决于所提供服务的性质。即使是小的改变也能有所帮助，例如，流行儿童电影、电脑游戏或音乐偶像的海报可以提供一个熟悉的形象，并充当谈话的一个话题。

儿童和年轻人与成年人一样需要隐私，尤其是在接受检查时，例如拉上窗帘或关上门。

医生的外表

医生的着装和外表可以帮助孩子在医院感到舒适。一些定期治疗儿童的医生戴着多色听诊器，翻领上戴着有趣的徽章，口袋里放着一个毛茸茸的小玩具，在孩子需要分心或鼓励他或她振作起来时候用。许多人更喜欢穿休闲的衣服，而不是医院制服（如手术服），以给人一个更放松和友好的印象。也就是说，年轻的患者和他们的家人需要清楚哪些是不同类型的工作人员，以及他们的角色。

医院或诊所其他哪些方面可能会让儿童或年轻人感到不安？你如何解决这些问题？

谁应该在场

父母在帮助年轻患者准备门诊或住院、与患者分享信息以及在患者患病期间支持患者方面发挥着重要作用。理想情况下，父母双方都应该来会谈，以营造家庭氛围。即使父母一方不能出席，邀请也应向双方发出。向年轻患者的家庭提供支持有助于家庭更好地向年轻患者提供支持。

介绍

与儿童和青少年进行有效对话的关键是能够与处于不同发展阶段的年轻患者进行灵活的交谈。热情友好的介绍总是值得赞赏的，建立融洽关系的耐心也是值得赞赏的。一些儿童和青少年由于各种原因建立起信任较慢。一些年轻患者会因为来到一个陌生的医疗环境而受到影响。而有的人天生害羞。有的人可能对他们去看医生时会发生什么有预想，例如，担心医生会碰摸他们非常疼痛的肚子，引起更多的疼痛。

可以通过孩子走进诊室的方式判断孩子感到有多舒服。比如孩子是在父母面前大步走还是拒绝离开母亲身边？这可能是孩子结识新朋友的特有方式，或者孩子可能对不熟悉的环境感到焦虑。

在解决医疗问题之前询问患者的爱好和兴趣有助于打破僵局，表明你有兴趣让年轻患者参与讨论。了解与特定年龄组相关的流行文化有助于在特定时间点引发谈话，例如洗手时和准备检查患者时。

会谈的开始也是根据发展阶段评估孩子发育程度的第一次机会。孩子的行为和对你的反应可以提供有关孩子是否在正常发育范围内或是否有发育迟缓迹象的信息。

收集信息

所有年龄的孩子都喜欢以适合他们年龄的方式参与会谈。根据孩子的年龄，问题可能会更多地针对父母，也可能会更多地针对年轻患者，或者两者兼而有之。请注意，幼儿只能使用他们已知的词汇，例如，他们可能会说他们的腿感觉不好，但无法说出这是钝痛、放射痛还是发麻，或者疼痛发生的频率。例如：

医学生：这条腿不舒服，是吗？
孩子：这个。调皮的腿。
医学生：如果你触碰它，你会发出“哎哟”的声音吗？
孩子：不，是里面疼。
医学生：像“噢！太痛了！”还是……？
孩子：有时候。
医学生：那现在呢？如果你的腿在和你说话，它会说什么？
孩子：真傻！会说话的腿！
医学生：是的。那真是太傻了。
孩子：它会说“哦哦哦……”。

耐心地问问题很重要，因为孩子们通常非常清楚房间里的情绪基调，并且能够感觉到他们是否给出了正确的答案。年轻患者可能不会像成年人那样区分出“身体”和“心理”症状。例如，儿童可能将疼痛描述或表达为疲劳或心情不好。

所有年轻患者通常在父母或监护人在场的情况下就诊，但是至少有一部分会谈在没有陪伴孩子的成人在场的情况下进行可能是更适当的。例如：

- 青少年患者可能特别不好意思在父母面前谈论问题的方方面面。
- 孩子可能有问题或顾虑，他们不敢在父母面前讨论，因为他们知道父母会不高兴。
- 你可能会担心家庭中是否存在某种形式的虐待（例如，对儿童的身体或性虐待，或家庭暴力）

有一个常规化的咨询程序，要求父母或监护人出去一小段时间，这种程序可以作为标准程序的一部分帮助这种询问成常态化。有时在房间里有一个行为监护人（如护士），会很有帮助。

从婴儿那里收集信息往往是通过非有声的方式。观察和与婴儿互动可以提供很多信息，比如婴儿对他人的反应（如微笑、眼神凝视）、婴儿性情的线索、以及婴儿如何安抚自己（如吮吸拇指或哭着要妈妈）。在这段时间里，父母很可能会表达自己对宝宝的担忧，或者对自己作为父母的一般能力的担忧。例如：

医学生：看那个微笑！笑起来真好看！
父母：她大部分时间都很开心，但晚上她只会嚎叫。
医学生：晚上会发生什么？
父母：她开始哭，好像她很痛苦，持续大约半个小时。我只能陪着她四处走走。
医学生：我看到你在对我笑！每天晚上？
父母：差不多。我不知道我做的有什么不同。我的第一个孩子从来没有像这样做过。
医学生：这是你担心的事情吗？
父母：我打电话给我妈妈，她说只是“腹绞痛”。但每次发作时她是如此痛苦。

给一个年轻患者做检查

在接受检查之前，所有患者都会希望有以下内容：

- 安慰
- 关于将要发生的事情的信息
- 关于做什么的明确指示
- 关于预期会感受到什么的信息（例如，是否会痛苦。）

对年轻患者进行检查也没有什么不同，只是安慰和信息的形式取决于孩子的发展阶段。检查孩子时，得到父母的支持是有帮助的。对检查或手术感到焦虑的父母可能将这种焦虑有效地传递给年轻患者。在提供信息和安慰时，考虑孩子和父母的需求是有帮助的。

在可能的情况下，可以提供选择；例如，如果儿童表现出独立于父母，可以询问儿童是想在检查台上接受检查还是在母亲的大腿上接受检查，小孩子可能更喜欢坐在父母的腿上。来自医生的评论可以让孩子放心，并承认孩子的观点，表明这是一个常规和安全的过程。例如：

"你不想离开妈妈吗？很好，你们现在都很放松和舒适。让我们看看那只耳朵。"

回应年轻患者的感受

医院的环境会引起孩子们的焦虑，他们的行为可能会退行到比自己小得多的孩子的水平。例如，一个孩子可能变得更黏人或开始尿床了。焦虑是很正常的，但通过处理孩子的感受（例如恐惧、失落、感到被遗弃或丧失能力），医务人员可以帮助保持孩子的自尊，防止一些行为问题成为常态。有时，这包括对你感觉到孩子试图表达但没有说清楚的东西做出反应。

医学生：你今天看起来有点悲伤。
孩子：妈妈有点生气。
医学生：哦。为什么？
孩子：我又尿床了。妈妈说我长大了，不应该再尿床了。
医学生：这里和家里有点不同。
孩子：在家里，妈妈在睡觉前给我读书。
医学生：当她来看你时，我们应该请她给你朗读吗？可能还没到睡觉时间。
孩子：好的。

孩子们可能会责怪自己生病，认为这是对不良行为或表现不好的惩罚。孩子们可能如此强烈地相信这一点，以至于他们的行为恶化，因为他们觉得他们应该受到惩罚。这种观点通过成年人"乖一点，你会变得更好"的劝诫得到了加强。年轻患者如果没有好转，他们会觉得是自己的错，会感到内疚和不开心。对于年轻患者来说，明确保证疾病不是顽皮的结果，并且患病不是他们的责任，可以是一个很大的解脱。例如：

"这也发生在其他孩子身上，而不仅仅是你，所以你不要觉得这是你的错。我见过很多和你一样患有哮喘的孩子。"

孩子们喜欢感觉自己能控制自己的病情，他们已经掌握了关于治疗疾病的新技能。例如，孩子可能会学会发现一些警告信号，然后通知父母。慢性病的儿童可以反复被告知他们的应对能力很好，仍然能够战胜疾病。

年轻患者需要有机会探索自己的感受，并就医疗程序提出问题。事先让儿童与相关专业人员一起观看手术照片或视频可能很有帮助。这为孩子们提供了信息，并让他们相信其他孩子也经历过类似的经历。

即使手术结束了，也可以鼓励孩子清晰地表达或表演出来给他们留下特殊印象的医疗程序或治疗的某些方面。这为孩子提供了一个机会，告诉其他人（如父母）这是什么感觉，并在精神上"记录"下这次成功的经历。每次医疗程序后，在为下一阶段做准备之前，可以对孩子进行表扬、祝贺或鼓励。这种明确的安慰有助于解决疾病和接受治疗的经历对孩子的情绪影响。孩子们不一定有表达这些情感的渠道，不像成年人，他们可以给朋友打电话，或者和家人、朋友或同事交谈。

让年轻患者参与决策

父母和医生通常自然地希望保护年轻患者不让他们知道可能令人痛苦的信息，或者不让他们做出可能困难的决定。尽管如此，年轻患者对自己的疾病和治疗有自己的看法。

简是一名 9 岁的肾病患者。今天，医生会见了她的家人，讨论她的父母选择捐献肾的事情。在会谈之前，他们每个人都是这样想的：

医生：我想让他们放心，但也要说清楚风险。
母亲：我只想让她有个肾。我希望我们中的一个能够很好地匹配上。
父亲：我想知道捐肾给她能维持多久。
简：如果这会让他们像我一样生病的话，我不想爸爸妈妈给我一个肾。
如果你是医生，你会怎样处理这个谈话？

与儿童患者讨论管理方案包括几个要素，如图 9.1 所示。

- 分享病情和治疗信息

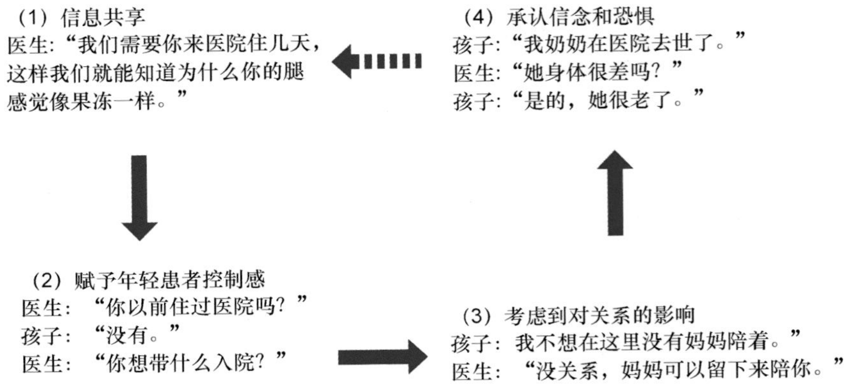

（1）信息共享
医生：“我们需要你来医院住几天，这样我们就能知道为什么你的腿感觉像果冻一样。”

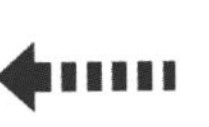

（4）承认信念和恐惧
孩子：“我奶奶在医院去世了。”
医生：“她身体很差吗？”
孩子：“是的，她很老了。”

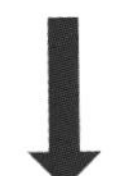

（2）赋予年轻患者控制感
医生：“你以前住过医院吗？”
孩子：“没有。”
医生：“你想带什么入院？”

（3）考虑到对关系的影响
孩子：我不想在这里没有妈妈陪着。”
医生：“没关系，妈妈可以留下来陪你。”

图 9.1　与儿童患者沟通的要素

- 赋予年轻患者控制感
- 考虑对关系的影响
- 承认年轻患者的信念和恐惧。

即使是非常年轻的患者，对治疗也往往有看法、偏好和担忧。英国医学总会建议医生应：[1]

- 让儿童和年轻人参与关于他们治疗的讨论
- 对他们和他们的父母诚实、开放，同时尊重保密性
- 倾听并尊重他们对自己健康的看法，回应他们的担忧和偏好
- 用他们能理解的语言或其他交流方式解释事情
- 给他们提问和诚实回答他们的机会
- 进行开诚布公的讨论
- 给予年轻患者与成年患者同样的时间和尊重
- 让儿童和年轻患者尽可能多地参与有关其治疗的决策，即使他们自己无法做出决定。

此外，还有关于如何确定年轻患者是否能够自己做决定，关于保密性、关于儿童保护和性健康建议的指导[1]。

探索患者及其身边人的观点是支持患者及其家属做出最适合其个人需求的决策的基础。这种讨论必然取决于儿童的年龄和成熟程度，以及医疗条件和治疗方案的性质。

当决策更复杂时，例如，如果有多个治疗方案，如果提议的治疗涉及风险，或者如果结果不确定，这可能涉及探索：

- 患者及其家人希望实现的目标
- 对患者及其家人来说最重要的是什么
- 治疗偏好
- 恐惧和担忧

家长们可以放心，让儿童参与治疗决策并不意味着儿童将承担决策的负担，相反，决策是一种合作，考虑到年轻患者的年龄和成熟程度，让他们适当参与。

不愿接受治疗

年轻患者和成年患者一样有顾虑、焦虑和偏好。遵循治疗计划可能会很耗时，并对日常生活的其他方面造成干扰。医生可以通过以下方式支持年轻患者：

- 识别相互冲突的需求
- 教育患者
- 探索可能的解决方案
- 鼓励患者感觉自己对治疗有掌控感。

知道自己的孩子没有按照建议接受治疗会给父母带来巨大的压力，由此产生的控制权之争会让所有相关人员感到沮丧。父母可能会对孩子的行为感到困惑，孩子可能会觉得他们没有被倾听。医生的任务很微妙，因为界限需要灵活。这意味着要考虑到不同的个体和环境：例如，一个孩子选择不服用药片来展示他们的独立性，或者一个正在冒险的青少年患者（如发生无保护的性行为）更重视他们的社会需求而不是健康需求。

这个例子表明（见下页案例 9.1），当乔治有时间单独与医生在一起时，他可以表达自己的担忧，而不必担心立即被否决。医生承认他的担忧，告诉他事实，并承认乔治有不同的需求。帮助年轻人解决问题，在这种情况下，确定对于乔治来说健康和正常的社会生活是很重要的两个目标是谈判过程的第一步。让年轻人找到他们认为可行的解决方案不仅有助于治疗计划，而且有助于教育年轻人如何解决由他们的疾病引起的问题。在一次会谈结束时，可能不会达成明确的解决方案，特别是当需要长期的行为改变时（这对所有患者来说都是挑战，无论他们的年龄如何）。有时可以商定一个可能的解决方案的试用期，在此期间，年轻的患者可能会有灵感，并找到一个他们拥有的更好的解决方案。

案例 9.1　不愿接受治疗的年轻贫血患者

乔治，一个十几岁的希腊塞浦路斯男孩，患有地中海贫血（地中海人群中发现的一种贫血）。他需要定期输血，于是他的身体就会积累多余的铁。为了除去铁，他需要每周 5 天通过泵持续输注药物。他不介意输血或去医院，因为他遇到了其他地中海贫血的年轻人。但在过去的几周里，他开始对不得不使用泵感到不满，在例行检查中，发现他的铁含量很高。由于担心化验结果，他的父母把他送到了医院。医生和乔治及其父母在房间里查看了化验结果。父母表达了他们的担忧和对解决问题的渴望，但乔治始终保持沉默。医生建议她单独和乔治谈几分钟。

诺顿医生：你的铁含量上升了，我看得出你父母很担心。
乔治：是的，我知道。
诺顿医生：你的治疗有问题吗?
乔治：我就是受够了。
诺顿医生：哪一部分?
乔治：输血没问题。是泵。
诺顿医生：你知道泵是用来干什么的吗?
乔治：减少我血液中的铁。
诺顿医生：你知道如果你的铁升高会发生什么吗?
乔治：不太清楚。
诺顿医生：如果我们保持铁含量降低，我们希望你能正常发育。如果铁过多，随着时间的推移，它会在你的血液中积聚，阻止你正常生长。这会让你看起来比实际年龄小很多。
乔治：是啊，我在医院见过这样的人——真是吓人!
诺顿医生：如果随着时间的推移，铁积累得多了，那么你的身体器官也会受到损害，这会导致你的健康出现其他问题。
乔治：我之前不知道。
诺顿医生：你觉得怎么样?
乔治：当我和朋友们在一起的时候，戴着泵真的很尴尬。
诺顿医生：你觉得有点害羞。
乔治：是的。
诺顿医生：他们说了什么吗?
乔治：不，我不知道他们真正在想什么?我从来没有真正谈过此事。
诺顿医生：有什么办法可以解决这个问题，让你在和朋友相处时不会感到尴尬，但你仍然可以使用泵?
乔治：也许吧。我不知道。
诺顿医生：你怎么看?
乔治：我可以问皮特和乔尔，他们今天在输血。

分离、隔离和慢性病

一些医疗程序要求儿童与家人、朋友和熟悉的环境分开。接受癌症、慢性病或传染病治疗的儿童，可能需要在医院或校外待很长时间。此外，行动能力或身体外貌的改变会严重扰乱年轻患者的正常生活和人际关系。

如果年轻患者的日常治疗和照护人员都能保持各自的一致性，对他们的治疗就更有帮助。如果最喜欢的医生离开了，他们可能会变得不安。让儿童和年轻患者了解照顾他们的工作人员以及任何人事变动都有助于在陌生的环境中提供秩序感。

如果住院的孩子的日常生活能保持连续性，并且他们能够从家里带来喜欢的物品和玩具，他们可以更容易地适应陌生的环境。有些医院有老师来访，并带来功课，这有额外的好处，使年轻患者在身体让他们失望的时候还能感到成就感和进步。帮助孩子感受到对环境的掌控感可以通过多种方式实现，例如：

- 提供一系列活动，让孩子从中选择。
- 标记和庆祝特别日子的活动，例如生日、期末。
- 鼓励与朋友和家人定期联系，例如通过电话。
- 鼓励频繁的探访（即使时间很短）。
- 用照片、玩具和喜爱的物品帮助孩子个性化他们的空间。
- 花时间陪陪孩子，即使没有医疗程序可执行。
- 鼓励孩子做一张日历表，划掉出院前的每一天。
- 给予现实的希望。

年轻患者需要在家中长期遵循治疗计划（可能是无限期的），他们可以从参与自我管理中获得成就感和控制感。关于所需基本原理和技能的教授将取决于儿童的年龄和治疗安排。例如：

史密斯医生：包括每天注射胰岛素，大约一天四次。
父母：所以当她在学校的时候，至少会有一次。我得去学校做这件事。
孩子：不，我自己来。
父母：不，这太重要了。
史密斯医生：从长远来看，你必须学会如何为自己做这件事。不过这需要一些练习，以及你可能不想一直这样做。
父母：我们能学会怎么做吗？这样我们知道我们总能帮上忙。
孩子：好的。我想做。

对父母来说，担心孩子生病是非常痛苦的。表 9.2 给出了帮助父母照顾生病孩子的策略。

表 9.2 帮助父母照顾生病的孩子

- 在讨论诊断和治疗的时候，邀请父母双方都参与会谈
- 承认他们拥有为人父母的知识和经验
- 保持诚实、清晰
- 共同决定告诉孩子去医院、住院或治疗的最佳时间
- 只有少数其他员工参与，这样家长就不会被专业人士压垮
- 以家长能够应付的速度分享医疗信息
- 说出疾病名称，描述治疗方案和预后，以及对家庭、学校教育等可能产生的影响
- 不要假设父母知道疾病；他们可能只有道听途说或二手信息。
- 向家长提供书面信息、在线资源以及家长支持小组的选择可能会有所帮助
- 定期与家长见面，即使只是短暂的一段时间
- 帮助父母和孩子适应疾病，特别是长期疾病
- 讨论诚实对待孩子的重要性，支持父母向孩子解释
- 临终儿童的父母通常想知道孩子能活多久，在什么情况下孩子会死。这些信息将帮助他们计划剩余的时间并表达他们的感受。
- 为问题、担忧和意见的交流留出时间。

向年轻患者告知坏消息

无论向成年人透露坏消息有什么困难，在照顾孩子时都会变得更加困难。对于父母来说，坏消息会粉碎他们对孩子未来的希望和梦想。儿童寿命缩短、慢性疾病、残疾或死亡会引起震惊、怀疑、愤怒、内疚和责备。尽管孩子可能会相对较快地适应疾病或伤害带来的限制，但父母的痛苦和其他人的反应可能会继续引起家庭内部的不安。

对于父母来说，痛苦的情绪和反应可能来自：

- 害怕失去
- 无法达到预期的发育里程碑
- 担心孩子的生活质量
- 负罪感
- 感觉被剥夺了预期的未来。

医生和父母可以一起决定如何告诉年轻患者这个坏消息，以及明确说什么。然而，请注意，与成人相比，儿童对未来的看法可能不同，对于一些令父母非常不安的消息，他们可能更实事求是。孩子们往往比父母更多地意识到家庭内部讨论的坏消息，例如，他们可能会被一个年长的兄弟姐妹，甚至是一个在学校的朋友告知（当父母与其他成年人讨论疾病时）。孩子们如果意

外地发现自己的病情，可能会感到愤怒和受骗，或者会觉得他们必须保守秘密，因为如果他们提到这个秘密，他们的父母会感到不安。当秘密被保守时，孩子们可能会担心自己得病是因为“表现不好”或从其他渠道找寻有关疾病的信息。

表 9.3 给出了如何告知孩子坏消息的一些要素。与孩子或父母的对话应涵盖：

- 疾病或残疾的基本信息
- 信息的后果
- 对家庭的影响
- 关于医疗问题是如何产生的看法
- 担忧
- 治疗计划和持续提供支持的计划

在极度紧张的时候，家庭成员可能会责怪是因自己“导致”的疾病，鼓励家庭成员，包括年轻的患者，表达他们的自责或内疚是有帮助的。这提供了给予明确保证的机会。

史密斯医生：现在我已经告诉你了，你觉得怎么样？
孩子：我的朋友乔说，如果你真的努力，你会变得更好。可能是我不够努力。
史密斯医生：我认为你已经非常努力了，但是事情并不是这样。有时候治疗并不能让这种情况消失。这是关于药物如何起作用，而不是你做什么。

当消息令人难以启齿时，医生会希望通过使用委婉语来“减轻打击”，例

表 9.3　向孩子告知坏消息

1. 根据孩子的年龄、发展阶段和理解水平调整解释
2. 与父母讨论应该告诉谁和告诉什么信息
3. 试着了解孩子对疾病和死亡的了解。询问以前家庭中或宠物的经历
4. 直接和坦诚。避免委婉说法。不要给假的保证，也不要说谎
5. 在父母在场的时候分享信息。检查孩子理解了什么
6. 检查孩子对解释的理解，以避免误解和不必要的焦虑
7. 游戏和绘画可以帮助孩子理解残疾和损失，并表达他们的感受
8. 关注父母和兄弟姐妹的需求和担忧，他们有时比孩子更痛苦
9. 坏脾气和发脾气是一个重病孩子的正常反应
10. 强调孩子能够做什么，从而给予切实的希望。

如，说孩子将“睡觉”而不是“死亡”。虽然本意是好的，但这会造成更多的问题，例如，孩子可能会变得害怕晚上睡觉，或者害怕父母睡觉。同样，这也会导致兄弟姐妹产生恐惧和困惑。

当年轻患者患有限制生命或生活的疾病时，对医护人员如何支持这些家庭的指导建议[3]：

- 敏感、诚实、实事求是
- 适当时给予保证
- 讨论关于病情和治疗的任何不确定性。

要点

- 与年轻患者的沟通取决于他们的年龄、成熟度以及医疗条件和治疗选择的性质。
- 物理环境对医生与孩子之间的融洽关系很重要。
- 年轻患者喜欢参与会谈，并在适合他们需求的水平上与他们交谈。
- 儿童和年轻患者对疾病有自己的看法，包括担忧，这可能与成年人有很大不同。
- 年轻患者受益于参与到决策中的感觉和控制感。

参考文献

1. General Medical Council. 0–18 years: guidance for all doctors. Manchester: General Medical Council; 2007.
2. Bishop K. Through children's eyes: understanding how to create supportive healthcare environments for children and adolescents. World Health Design 2009;2(2):61–7.
3. NICE National Institute for Health and Care Excellence. End of life care for infants, children and young people with life-limiting conditions: planning and management. NICE guideline [NG61]. London: NICE; 2016.

与不同文化背景的人交流 10

Zack Eleftheriadou，Lorraine Noble

> 文化被定义为：
>
> “共享意义进行社会传播的一种模式，人们通过这种模式交流、延续和发展有关生活的知识和态度。一个人的文化认同可能基于传统、个人环境和个人选择，是一个动态的存在。”[1]

文化是一种社会建构和认同感，它可以由多种因素决定，包括你在哪里长大，你说什么语言，你的宗教/精神信仰，教育，性别和年龄，等等。

“文化背景”通常被认为是指一个人的国籍和（或）民族身份。然而，这是一个更广泛的概念。文化可以被定义为基于一个人的教养和个人经历的思想、价值观、信仰、习俗和行为。语言、外貌、穿着、性别问题、家庭关系和对疾病的态度等因素进一步突出了文化差异[2]。

本章将重点关注医生和患者之间的跨文化差异如何影响沟通，重点关注医生和患者在族裔群体或原籍国存在差异的情况。然而，必须承认，文化有许多子部分，包括宗教、性别、阶级和教育，所有这些都可以对对话产生重要影响。

我们什么时候注意到文化差异?

一般来说，当人们与他们认为有相同文化的人交谈时，他们不太可能注意到“文化”。在同一个文化群体中，人们期待着共同的世界观、共同的价值观和关于适当的社会行为的公认规范。然而，至关重要的是要记住，一个文化群体不是同质的。例如，当人们在填写医院文件时指出他们的“种族群体”时，它几乎没有给我们关于一个人的个人观点或行为的信息。一个更有用的方法是考虑以下因素的相互作用：

- 这个人本身
- 在特定的家庭系统中
- 在一个亚文化或宗教群体中
- 他们成长起来的大社会中。

所有这些层面都对个人的价值观、信念和行为有影响。

想象一下，你被邀请参加一个朋友的婚礼。到了会场，你看到嘉宾中没有你认识的人。尽管如此，你确信你知道该坐在哪里，什么时候做什么，婚礼将采取什么形式。你安顿下来，期待看到你的朋友到来。

现在想象一下，你被邀请参加一个朋友的婚礼，这个朋友的文化背景与你截然不同，或许使用的语言也不同。到了之后，看到的模式就不是你习惯的了。你突然意识到你不知道去哪里，也不知道作为客人你被赋予的期望是什么。语言障碍让你感觉更加孤立。你环顾四周，并决定模仿其他客人的行为，但你不舒服地意识到，你不知道什么可能被视为不适当的行为。你感到不安，有点尴尬。

考虑在这些情况下，对文化的看法会如何影响交流：

- 托马斯·埃尔米特奇先生是一名退休陆军准将，因胸部感染住院。一个穿着医院手术服的年轻亚洲女人走进房间，兴高采烈地说，“嗨，汤姆，今天怎么样？”埃尔米特奇先生回答，“早上好，小姐，我什么时候去看医生？”年轻女子微微蹙眉。这不是她预期的患者的反应。
- 阿德尼根夫人接受了实习护士的常规健康检查。护士已经和医生谈过了，并解释说阿德尼根夫人最近刚到英国。当医生去和患者说话时，他用比正常情况下更慢更大的声音说，“你需要去医院做一些检查、化验。今天，在医院。”他指着手表说。阿德尼根太太看着他，有点困惑，不知道医生为什么用这种方式和她说话。

医患会谈中，跨文化群体的沟通可能会不同于与来自同一文化群体的人一起工作所遇到的压力。文献综述发现：

“一致的证据表明，种族、民族和语言对医患关系的好坏有重大影响。少数群体患者，尤其是那些不精通英语的患者，更不容易引起医生的共情反应、与医生建立融洽的关系、获得足够的信息、并被鼓励参与医疗决策[3]。”

来自不同国家和不同文化的患者不仅发现自己处于一个新的陌生的社会环境中，而且发现自己处于一个陌生的医疗保健环境中。初级和二级医疗保健服务可能代表不同的文化价值观和期望。在异国环境中远离朋友和家人，面对疾病，你会在整个体验中感觉极其被疏远，尤其是在没有人和你说同一种语言的时候。

想象你在一个不同的国家度假，你生病了。你知道你需要看医生，你去最近的医疗保健中心。你走进一栋陌生的建筑。所有的符号都是另一种语言。你对语言的掌握足以进行正常的“旅游”活动，但你不能描述你的疾病或理解医学问题。你会有什么感觉？你会怎么做？

对于医生、患者和他们的家人来说，跨文化交流可能很困难。考虑以下情况：

案例 10.1　贾瓦德夫人在门诊就诊

贾瓦德夫人和丈夫一起来到医院，护士叫她去看医生。她的丈夫起身要和她一起去，但是护士告诉他这是没有必要的。贾瓦德先生看起来很生气，坚持要和妻子一起去会谈。医生无意中听到护士和贾瓦德先生之间激烈的争吵。夫妇俩在诊室坐下后，医生开始会谈。贾瓦德夫人看上去很担心，贾瓦德先生看上去很生气。

考虑一下这个例子中每个参与者到目前为止对于发生的交流会有什么感受。

文化在医患关系中的作用

正如我们在第 2 章中看到的，在任何会谈中，目标都是通过以下方式提供以患者为中心的治疗：

- 确定个人的价值观、需求和偏好
- 让患者积极参与治疗的决策。

在潜在文化差异的背景下，促进这一进程的关键要素是：

- **好奇和提问：**检查和澄清能让你确信自己没有做出任何错误的假设
- **倾听：**如果你觉得你和患者的期望存在差异，那么至关紧要的是要捕捉迹象以发现什么对患者是重要的
- **关注人际关系的发展：**花时间建立融洽的关系，表现出对对方的兴趣，积极理解对方的观点，这些是有效沟通的基石。

考虑医疗保健中的许多事件、程序和惯例，这些对患者来说可能是新的或不同的。现在考虑一下哪一个可能会特别引起焦虑。

当医疗保健中出现文化问题时，重要的是工作人员能够感到舒适地倾听人们的观点并讨论他们关心的问题。当医生能轻松地提问时，患者也会更轻松、更愿意回答，即使这些话题被认为是私人的或难以讨论的。如果人们感到被倾听和被认可，他们就不会那么焦虑，在做出有关他们的治疗的决定时就会更有信心。

医生和患者之间可能在以下方面存在文化差异：

- 关于身体及其工作原理的信念
- 对健康、疾病和治疗的信念
- 对医生和患者角色的认知
- 对医疗保健的期望
- 表达情感的社会接受度
- 对性别角色的认知
- 对患者社交圈中其他人参与的期望
- 对权威提出质疑或表达不同意见的社会接受度
- 对决策的期望和偏好

例如，在一些文化中，人们更希望家庭成员，有时甚至是社区领导参与治疗决策。在其他文化中，人们期望医生做出决定，而问问题或与医生意见相左在社会上是不合适的。患者可能来自一种文化，在这种文化中，通常首先向患者家属提供信息，尤其是坏消息时，并由家属决定是否与患者分享信息。父母或长辈可能被认为是他们社会中最重要的成员，对于比他们年轻的人应该如何对待老年人，可能有明确的文化规则。

社会规则的这些差异可能会在会谈过程中对于预期会发生什么引起困惑。识别期望间的差异，并准备好讨论这些差异，是与患者建立满足其文化需求的有效工作关系的第一步。表 10.1 给出了一些加强跨文化交流的策略。

表 10.1　加强与患者的跨文化交流

- 意识到自己的价值观
- 了解患者的文化背景
- 了解哪些文化差异可能影响治疗决策
- 向患者展示你对他们的文化充满好奇和尊重
- 找出你们想法和期望的相似之处，并尽可能以此为基础
- 对你不熟悉的文化习俗持开放态度
- 开放地讨论期望和你能够实现的目标之间的差异
- 解释你会尽力提供最好的医疗服务，尽管你不是他们文化方面的专家

探索一个人的偏好

虽然人们的期望和价值观往往与其文化背景有关，但个体会做出自己的选择，重要的是不要做出过于固定的假设，我们不能期望来自特定文化的所有患者以相同的方式思考或行为。例如，我们可以假设，所有孟加拉妇女都希望通过丈夫或其他男性亲属与她们交谈。虽然这对一些孟加拉妇女来说可能是真的，但也会有其他人持不同观点。

如果需要将跨文化信息纳入会谈，医生必须具体说明他们需要什么信息以及为什么知道这些信息可能会有帮助。例如，在与孕妇的咨询中，医生需要了解她们的血型，因为有些血液问题，例如地中海贫血，主要影响地中海、南亚、东南亚和中东人群。同样，医生可以要求患者阐明他或她的文化习俗，如果这些习俗与会谈相关（例如，有没有因为你的文化而不吃的食物？），这种提问方式将患者视为一个个体，不对文化习俗进行假设，但也会在需要时收集信息。

来自不同文化背景的人都会接受一些文化观念，而排斥另一些，因此认为所有的行为都是由一个人的文化决定的是一种误导。例如，虽然他们有一些共同的基本的想法，但信仰伊斯兰教的中国人、信仰佛教的中国人和现代中国人在对待死者尸体的态度上有很大的不同。在准备与患者及其家人进行礼貌有尊重的对话时，了解文化习俗和文化差异是非常有帮助的，尤其是在困难对话中。

文化是一种社会建构，所以边界没有明确的标记。因此，当第一次见到某人时，很难简单地根据此人的原籍国、外貌或宗教信仰等因素，就一个人可能期望或想要从医疗中得到什么做出假设。此外，构成文化的界限会随着时间的推移而改变，“个人 / 群体的行为方式可能不可预测，或者与他们的文化不一致[4]。”

在贾瓦德夫妇的例子中，医生可以探究患者由丈夫陪伴的偏好：

医生：你好，贾瓦德夫人？你丈夫呢，贾瓦德先生？你好。你们俩愿意和我一起去吗，或者你丈夫愿意在外面等吗？

贾瓦德夫人：我丈夫必须跟我走，这样他才能向我说明我该做什么。我不能独自一个人——是我丈夫把我带到这里的。

在这种情况下，贾瓦德夫人的语言和非语言反应表明，她非常清楚地期望她的丈夫在会谈期间在场，她认为这是具有支持性的。

对疾病、护理和治疗的看法

每种文化对可接受和有效的医疗和保健形式有不同的看法[5]。所有的患者对他们是如何生病的以及他们需要什么样的护理和治疗都会有一定概念。如同在每次会谈中一样，在会谈的早期尝试确定人们的想法是有帮助的。后来的误解可能是由于没有询问与这个人对疾病的理解和对治疗的偏好相关的文化信仰。

无论是跨文化还是在同文化中，人们对疾病是如何引起的有不同的看法。例如，一位从非洲旅行到欧洲的患者在被发现艾滋病毒检测为阳性时感到震惊，因为他认为这只是一种"白种人疾病"。他觉得他的病是上帝的惩罚，因此，如果上帝愿意他死，他看不到任何治疗的理由。在这种情况下，医生可能会发现很难将患者的观点与他或她自己的文化对这种疾病的态度和对护理的期望相协调。以尊重的方式探索对方的信仰和偏好，是建立有效工作关系的基础。和任何会谈一样，患者感觉到被倾听是谈话最重要的方面之一。

发展一种协作的方法可以让患者和医生分享他们对问题的看法和首选反应的信息。医生可以分享关于提供护理和支持的不同选项的信息，而不是挑战患者的信念，并讨论如何在这个医疗框架内最好地支持患者。医生和患者之间分享关于治疗的选择、风险、利益和偏好的信息奠定了任何决策对话的基础，不管是否存在跨文化问题。

考虑团队中是否有来自相同文化的工作人员，或者是否有任何特定文化的支持小组能够提供额外的支持，这也是有帮助的，因为前往新国家的患者可能无法获得他们通常的支持网络。

语言

在跨文化交际中，语言是最重要的误解之一。即使患者熟悉此地的语言，也存在细微差别、隐喻、惯用表达和非语言线索，这些都可能导致对不流利的讲话者产生误解或混淆。误解会威胁医患关系，也会严重影响患者的护理。

考虑一下上厕所这个基本身体功能。尽你所能想出许多不同的表达方式。例如，这些可能是正式的、口语的或地区性的。你认为一个来自不同母语国家的人会理解这些表达中的多少个？

现在想想悲伤的感觉。有多少种不同的表达？如果一个患者在会谈时提到了悲伤中的一种，你会推断出产生这种感觉的原因，从而推断出合适的管理计划是什么吗？不同的表达方式会有不同的结果吗？你知道其他任意一个语言中有多少种表达悲伤的方式吗？

重要的是不要使用嵌入在文化背景中的单词或短语，没有这些知识就无法理解。过程中需要确定问题的节奏，确保潜在的含义清晰，并且患者能够听懂语言。在恐惧或焦虑的时候，试图用第二种语言说话可能会更困难，无论是理解对方在说什么，还是做出回应。询问患者是否想带其他人一起去会谈，可以帮助患者在语言和情感上感受到支持。

与口译员合作

在有语言障碍的地方，口译员可以在促进医疗保健会谈方面发挥重要作用。口译员和当事人在语言上的匹配必须谨慎，例如，双方可能使用同一种语言，但他们的宗教或政治信仰可能不同，这对于难民来说尤其敏感。其他文化问题，如对性别和年龄的看法可能会影响会谈。例如，女性患者可能会发现很难在男性或老年人面前讨论她的怀孕问题。确保患者与口译员相处融洽是谈话成功的关键。

训练有素的口译员是专业的，而且清楚自己的角色。能够在医生和患者之间架起桥梁。其目的是促进患者和医生之间的关系，而不是发展他们自己与患者的联系。他们的角色需要保持专业，不在会谈之外或医生不在场时直接与患者接触，并明确他们的职责（例如，不是为患者填写表格，而是在必要时指导患者找到合适的人寻求帮助）。

训练有素的医疗卫生保健口译员明白，他们的作用是逐字逐句地直接翻译，而不是添加单词、含义、解释或意见。如果口译员遇到不能直接翻译的概念或观念，可能有解释其文化含义的空间，但必须向患者明确说明。例如，口译员可能会说“我不得不停下来，因为医生不明白这个的意思，也许我们可以用不同的方式说。”口译员角色的一个重要方面是确保患者和医生相互说的话不会以任何方式被编辑增减；否则，患者可能会感到被排除在外，并担心有人在说他们不理解的事情，或者口译员参与了决策。

表 10.2 给出了与口译员合作的良好做法的建议[6]。

与非专业口译员合作

有时患者会带着一个家庭成员或他们社交圈里的其他人来，他们是来

表 10.2　与口译员合作的良好做法 *

会谈前

- 留出足够的时间进行会谈（做好两人的预约）
- 检查口译员和患者是否使用相同的语言和方言
- 确保口译员理解保密规则
- 让口译员逐字逐句地说出你对患者说的话，同样也要说出患者对你说的话
- 如果你使用了任何不清楚的医学术语，或者患者表达了难以翻译的概念，请口译员要求澄清
- 询问口译员如何正确读出患者的名字

在会谈期间

- 请口译员自我介绍并解释他们的角色。
- 意识到患者可能很焦虑，从一开始就注重营造一种放松和支持的氛围
- 看着患者，而不是口译员
- 看向患者而不是口译员提出问题和任何信息
- 特别要注意使用非语言交流来表明你在倾听和理解患者所说的话
- 耐心点——通过翻译交谈总是需要更长时间
- 注意不经意间使用的任何医学术语
- 会谈快结束时，检查患者对立即的行动计划是否有信心

* 改编自 Valuing Diversity（《重视多样性》）[6]

翻译的。患者可能已经明确选择了陪伴他们的人，但有时患者可能没有选择（例如，由谁英语说得好并可以参加会谈来决定的）。家庭成员和其他非专业口译员不太可能接受过针对医疗会谈的口译培训，因此简要讨论一些基本规则可能会有所帮助。

首先，了解谁陪同患者以及他们的角色有助于理解这个人是如何支持患者的，他们可以补充什么信息，以及情况对他们的影响。

诺瓦克夫人今天赴约，一名男子陪同她进行翻译。如果该男子是以下身份会对会谈有怎样的影响：

- 她的丈夫
- 会说两种语言的邻居
- 被要求帮忙的表弟
- 和她一起生活作为全职看护的成年儿子

如果她想讨论一个敏感或尴尬的问题，而有一个外行口译员在场，会对会谈产生什么影响?

重要的是讨论口译员如何在谈话中提供最好的帮助，例如，解释在医生和

患者之间“逐字逐句”传递问题和答案的重要性，而不需要编辑增减。例如：

“首先，我想从诺瓦克夫人本人那里了解发生了什么。请你准确地翻译我说的话，当我问问题的时候，一字一句地告诉我，她说了什么。请不要缩减或添加任何其他信息。我会尽量让我的问题简短。”

保密显然是一个困难的问题，因为谈话可能涉及患者必须披露他们通常不会与陪同他们的人分享的信息。向口译员明确说明在会谈过程中信息保密的重要性至关重要。讨论的某些方面可能值得保留，直到有专业口译服务的另一次会谈。对于非紧急问题，患者可能当天晚些时候再来就诊。例如：

“诺瓦克夫人，我认为如果我们再进行一次会谈，更充分地讨论这个问题，会有所帮助。如果我们现在安排，我们可以预约一名专业翻译。”

确保口译员有机会解释他们的观点对陪同患者的人来说往往是非常重要的，因为他们的“双重角色”：既是一名翻译，又是一名关心患者的家属或陪同者。询问这个问题取决于个人的角色。例如：

“我能问一下这对你有什么影响吗，诺瓦克先生？”
“从你的角度来看，你还有什么想补充的吗？”

向患者示意你想问口译员一些问题，并征得患者的同意，这表明你的中心焦点仍然是患者。当医生和口译员在进行患者不参与的对话时，患者会感到非常疏远，会感到失控。

“诺瓦克夫人，我想问你丈夫一些关于这种情况如何影响他的问题。你同意吗？”

继续让患者参与进来是有帮助的，例如，让家属向患者总结他们与医生讨论的内容。

表 10.3 给出了通过口译员（无论是专业口译员还是非专业口译员）进行会谈时需要注意的一些问题。

使用纯音频翻译服务

有时在医疗保健服务中，不可能确保专业口译员亲自参与会谈。人们越来越多地使用电话专业口译服务。与其他形式的口译一样，重要的是要确保：

- 译员清楚基本规则，如何翻译医生和患者之间分享的信息

表 10.3 与口译员合作时需要注意的问题

- 讨论可能集中在“表面”的事实上，对患者的情况了解不够深入
- 预料中的文化差异可能无法进行探索
- 房间里有另一个人可能会影响融洽关系和工作关系的发展
- 有些单词、短语和概念可能很难翻译
- 患者可能对讨论情绪或疾病的影响感到拘瑾

当与非专业译员或家庭成员一起工作时

- 保密性可能会受到损害
- 患者可能会隐瞒信息，例如，由于尴尬或羞耻
- 患者可能会感到缺乏控制力
- 当儿童从事翻译工作时，他们可能会接触到与其年龄及与患者的关系不相称的信息和决定
- 患者可能会觉得没有完全参与决策

- 患者理解信息是保密的，无论用于翻译的沟通渠道是什么

如果翻译是:（a）在房间里，或者（b）通过免提电话参与，医生和患者之间的对话会有什么不同?

当没有翻译可用时

在医疗保健中，有时会出现意想不到的事情或异常情况。一名全科医生被要求对一名单独的患者进行紧急家访。一个受伤的患者被路人带到了急诊室。一个患者来赴约，很明显几乎不会说英语。医生可能必须迅速做出一些决定，例如关于患者是否需要立即进行医疗护理。除了请求紧急的翻译服务外，花时间与患者交谈并对可行的交流做出自己的评估也是至关重要的。

例如，医生可以考虑：

- 对患者的问题有哪些已知的信息，例如从其他来源，从见到患者开始?
- 患者如何回应最初的介绍和开放式问题?
- 如果医生或患者使用手势或身体道具（例如指身体的一部分，模仿咳嗽或呕吐，指向时钟或日历），会有帮助吗?
- 患者似乎试图传达哪些症状，其中是否有任何一种症状表明存在严重或危及生命的问题，需要立即治疗?
- 询问患者日常生活（如家庭或工作）的问题是否能更好地反映患者对语言的掌握程度，而不是讨论医学话题?
- 表达同情和安慰的非语言交流能减少患者的焦虑并使患者使用更多的

语言吗？

- 对话结束时，医生对哪些信息有信心？还留下了哪些问题？
- 根据收集到的信息，接下来有哪些合适的步骤？
- 如果可能，在紧急情况过去后安排一个后续会谈，以检查对问题、治疗和未来治疗计划的共同理解。

提供书面材料

有时，用患者自己的语言印刷的材料可能是有用的，但是这些小册子不能代替面对面的会谈。小册子和网站通常是患者在压力较小或没有亲属在场的情况下进一步阅读或吸收信息的一种方式。然而，重要的是检查患者是否能够使用该信息，例如，检查患者是否能够阅读以及他们倾向阅读哪种语言。

讨论跨文化问题的沟通策略

背景

回想一下你在医学院的第一周。找路是什么感觉？整天和不认识的人在一起是什么感觉？知道别人和你处境一样是什么感觉？

医疗环境中陌生的氛围和人群会使患者更加焦虑。不要在公共场所进行谈话，这一点很重要。患者会对自己的治疗有自己的期待，这取决于环境，例如，普通外科手术患者需要住院治疗时也会对住院有不同的预期。患者需要了解所有计划好的程序或治疗的明确信息，以便对他们的治疗做出知情的决定。

介绍

称呼

叫对患者名字可以让他们放心，并有助于确定谈话的基调。这包括确定你不熟悉的名字的发音。确定患者的姓和名也很有帮助，因为在一些东亚文化中，姓名顺序可能不同。

“你是……先生？是这么发音的吗？”

确保患者的全名（拼写正确）正确记录在病历中是提供安全治疗的一个重要因素。有时，患者（尤其是年轻一代）可能会使他们的名字或姓氏更加西化，这样更容易说。询问患者是否有其他名字或姓氏与他们证件上记录的不同可能会有所帮助。请注意，其他家庭成员（如配偶）的姓氏可能不同。

患者可能会理所当然地被称呼他们的头衔和姓氏。在某些文化中，长辈可能希望被正式称呼以示尊重。请注意代词的用法可能不同。例如，在孟加拉语中，常见的名词和代词没有性别差异，所以你可能会发现“他”和“她”可以互换使用。

陪同患者人员的参与

询问今天谁和患者一起来以及他们与患者的关系总是很有帮助的。了解患者是否希望在会谈期间有人陪同。与家人在场的任何会谈一样，请他们出去一段时间，与患者进行一对一的谈话可能是合适的。在这段时间内，确保患者对家人的出现感到真正舒适，而不是因为文化因素而感到有义务，这是很有帮助的。有时患者在会谈期间可能会对反对家属意见感到拘束。

了解陪伴患者的人的角色，可能是有帮助的。例如，在案例研究中，贾瓦德先生认为，作为一家之主，他有责任陪伴妻子，向医生解释她的问题，并直接了解她的情况。虽然贾瓦德夫人对此感到高兴，但在这种情况下，医生仍然有责任确保所提供的医疗服务满足患者的需求，例如，患者了解自己的病情，并充分参与治疗决策。

收集信息

与任何会谈一样，向患者介绍该过程是有帮助的，例如，你首先想了解患者遇到的问题，然后你想询问更多关于他们健康的问题。请注意，在一些文化中，人们期望交流更加间接，避免一些西方文化特有的直接问答方式[7]。一些来自其他国家的患者可能希望首先被询问关于他们家庭的细节，并可能发现医生想立即开始讨论疾病是很奇怪的。相反，一些患者不愿意透露他们家庭的信息。

基本的个人信息通常会为进一步询问患者的文化背景提供线索。

“你能告诉我你在哪里出生吗？”
“我没意识到你在禁食。你能告诉我更多关于禁食的情况吗？会持续多久？”
“关于你的文化，你认为我应该知道什么可能影响你住院的事情吗？”

重要的是，只有在相关的时候才问文化问题。然而，在需要的时候，舒适地询问文化问题对于收集信息以更好地理解患者在其文化背景下的情况是至关重要的。

探索这个人对疾病和治疗的想法

来自各种文化的人对他们的疾病的原因以及对治疗的期望和偏好都有想法。探索这些可以提高对患者问题的洞察（表 10.4）[8]。

探索跨文化问题

你可能会发现患者对以下方面和你持有相同或不同的观点：

- 精神信仰和做法
- 源于家庭、社会和文化背景的信念和价值观
- 对健康、疾病和治疗的信念

例如，可能很难理解为什么患者希望亲属出席所有的会谈，因为在西方文化中，通常更强调个人自主权和隐私。在所有的会谈中，从患者的角度探索什么对他们有帮助是建立有效工作关系的关键因素。

亲戚的参与

有时，咨询患者的亲属以获得更多关于家庭在管理患者疾病方面的做法可能会有所帮助。然而，向患者个人确认这些也很重要，因为由于文化层次

表 10.4　探索人们对疾病、护理和治疗的看法

主题	示例问题
探索个人对疾病、护理和治疗的看法	你能向我描述一下你的感受吗？ 你认为你生病的原因是什么？ 你有什么特别担心的吗？ 你认为哪种治疗会有帮助？
患者的患病经历	你能指给我你觉得哪里有病吗？ 自从你生病以来，有什么不同？ 你什么时候意识到自己病了？ 对你的日常生活有什么影响？ 有没有因为生病而不能做的事情？
掌控感	自从你发现自己生病后，你做了什么？ 你试过什么方法让它变得好起来吗？
亲戚的看法	你认为你的亲戚一直不太好的原因是什么？
关于疾病的文化观念	在你们的文化中如何看待患有癌症 / 艾滋病的人？ 在你们的文化中，这通常是怎么处理的？

案例 10.2　难民家庭寻求关于其儿子健康的建议

这个家庭在英国的时间还不到一年。到达后不久，他们就有了一个男孩侯赛因，现在快一岁了。他们有两个大女儿，渴望生一个男孩。由于他是在他们离开祖国后不久出生的，他们一直很关心他的健康。他们的健康访视员对婴儿的发育表达了一些担忧。由于她是他们经常接触的少数几个人之一，他们对她的评论感到困惑和苦恼，但父亲觉得无法与她讨论这些问题。

这是一个常见的例子，因为它展现了医生诊室往往会成为解决跨文化医疗差异的唯一场所。

医生：告诉我你对孩子的担忧。
父亲：我肯定他没事。我们只是来向你寻求建议。
医生：有什么建议可以帮助你？
父亲：护士担心婴儿不能正常成长。
医生：我想知道你是否和你的健康访视员有一样的担忧？
父亲：也许我们的孩子在某些方面是不同的。

父亲犹豫了一下，当被问到具体的问题时，他转向母亲询问更多的信息。母亲理解大部分的交流内容并回答问题，但用母语回答，父亲为医生翻译。

父亲：护士觉得他活动不够，而且担心他的饮食。我认为他很好，他只是一个安静的男孩。

在这种情况下，许多困惑是由于文化因素和对发育的不同期望。这位父亲特别担心这位健康访视员暗示他的儿子有某种类型的脑损伤。

医生认为对婴儿进行适当的评估是有用的，但要在有翻译在场的情况下进行。尽管父亲的英语足够好，但有些词的用法不同，存在误解的可能。父亲似乎也没有完全理解“健康访视员”这个词语，也没有完全理解与医生角色相比，“健康访视员”在扮演什么，这也是他另一个焦虑来源，需要进行澄清。

健康访视员主要担心的是，婴儿的活动能力不像他这个年龄应有的那么好，他没有进行足够的探索，也没有被允许变得独立。此外，她担心母亲用母乳喂养他，但没有提供其他辅食。

在许多文化中，是母亲决定了婴儿的物理空间和探索空间。这一方面在很大程度上是从文化上定义的，甚至远离他人以保持安全距离。母亲没有参加任何游戏小组，过去他们在自己国家的经历让他们相当谨慎，担心婴儿可能会发生什么事情（这一点出现在讨论的后期）。

在这种情况下，考虑到整个家庭和医护专业人员的观点，有许多学习要点。比如这种情况，母亲最了解孩子，通过翻译和她交谈是很有帮助的。由于父亲被留下来扮演叙述者和解释者的角色，医生很难评估婴儿的发育情况并解决问题。父亲、母亲和健康访视员都有不同的担忧。

此外，当存在跨文化差异时，相关的卫生专业人员应考虑文化因素（以及其他因素，如难民的创伤）是如何发挥作用的。就侯赛因的家庭而言，由于不得不离开自己的国家，成为一个陌生国家的新移民，他们对生孩子的常规焦虑会加剧。

案例 10.2　难民家庭寻求关于其儿子健康的建议（续表）

会谈后，对宝宝进行了检查和评估，发现正常。这家人能够讨论满足儿童饮食和身体需求的可选方案，找到一种方法来提供他继续正常发育必需的东西，同时尊重他们的文化偏好和信仰。母亲很高兴继续每天母乳喂养一次，并在白天为婴儿提供额外的固体食物。

在与难民患者合作时，另一个考虑因素是，关于他们有权接受什么样的治疗以及在移民过程的哪个阶段，相关法律一直在变化。这再次为身体健康状况不佳的家庭带来了一个敏感问题，并给医务人员带来了治疗范围和后续可能性的不确定性。对此在这些会谈中可能需要进行公开和敏感的讨论。

结构不同，他们的偏好可能未能明确表达。例如，一个为丈夫悲伤的穆斯林妇女可能会发现很难在她的姐夫或公公婆婆面前表达自己的感情。

当患者死亡时，需要向亲属咨询文化上合适的做法。例如，在犹太教中，死者必须尽快埋葬，通常是在 24 小时内，除非有法律要求进行尸检，否则不允许肢解尸体。对印度教徒来说，通常要给临终患者读圣书中的章节，一旦患者死了，尸体就必须被揭开。围绕死亡的仪式对亲属来说是充满感情的。不咨询亲属就做决定可能被视为不尊重或冒犯。

咨询同事

有时，可能需要咨询同事，以便找到最有效的方法来弥合跨文化差异和医疗做法。与患者文化背景相同的同事可能会特别有帮助，他们会提出一些建议，确保患者感到得到了支持。以及，例如，有说患者语言的人在场。然而，一如继往的是，必须进行确认这是可以接受的，而不是假定工作人员和患者具有共同的文化或宗教价值观。

来自其他社交网络的支持

对于不同文化背景的人来说，通常有一些可以获得的有用的资源，例如咨询服务、特定文化群体中心和其他特定文化信息的来源。网络或社区支持可能对患者及其家人最有帮助。对许多国家来说，生物医学模式不是最突出的治疗系统，患者可能会寻求传统信仰治疗师或草药医生的支持。一些宗教团体的成员可能想咨询宗教部长来举行宗教仪式。了解患者及其家人如何使用额外资源，对于理解患者在患病期间如何得到支持非常有帮助。

要点

- 提高对文化问题的认识有助于医生和患者在文化背景下对医疗问题达成共识，并改善治疗关系。
- 与口译员合作需要医生的积极管理，以确保患者对会谈充满信心，信息得到有效共享。
- 医生可以通过保持好奇、倾听和投入精力建立关系来促进跨文化对话中的交流。

参考文献

1. Dogra N, Bhatti F, Ertubey C, et al. Teaching diversity to medical undergraduates: curriculum development, delivery and assessment. AMEE GUIDE no. 103. Med Teach 2016;38(4):323–37.
2. Helman CG. Culture, health and illness. London: Hodder Arnold; 2000.
3. Ferguson WJ, Candib LM. Culture, language, and the doctor–patient relationship. Fam Med 2002;34(5):353–61.
4. Eleftheriadou Z. Psychotherapy and culture: weaving inner and outer worlds. London: Karnac; 2010.
5. Mullavey-O'Byrne C. Intercultural communication for health care doctors. In: Brislin RW, Yoshida T, editors. Improving intercultural interactions: modules for cross-cultural training programmes. London: Sage; 1994.
6. Kai J. Valuing diversity: a resource for effective health care of ethnically diverse communities. London: The Royal College of General Practitioners; 1999.
7. Neuliep JW. Intercultural communication: a contextual approach. 3rd ed. London: Sage; 2006.
8. Gardiner HW, Kosmitzki C. Lives across cultures. Columbus, Ohio: Allyn & Bacon; 2004.
9. Brislin RW, Yoshida T, editors. Improving intercultural interactions: modules for cross-cultural training programmes. London: Sage; 1994.

沟通中的多样性 11

Lorraine Noble

在前面的章节中，我们已经看到了提高医患谈话有效性的沟通策略，其中：

- 患者感到有人倾听和关心
- 交流信息，以便对问题和可能的解决方案达成共识
- 带着同情和同理心谈论困难或敏感的话题
- 患者在做出治疗相关的决策方面受到支持
- 患者受到尊重和感到有尊严。

我们讨论了哪些方法有助于医生以谈话主导人的身份实现谈话目标，例如：

- 在会谈中使用一个谈话结构（如卡尔加里-剑桥）[1]
- 关注沟通的核心要素，如倾听、提问、引导对话和共情
- 考虑患者在特定情况下的需求和观点（例如，向没有预料到的人透露坏消息或与年轻患者讨论手术）。

会谈的这些核心要素是以证据为基础的，有助于医生和患者对会谈目标的实现充满信心。然而，有时可能会有一个假设，即沟通技巧的教学意味着相同的规则适用于每次会谈。例如：

- “长时间沉默总是好的”（即使这显然让参与者感到不舒服）
- “你应该经常做 ICE”[（译者注：Ideas, Concerns and Expectations）即，在医生决定好的谈话中的时间点，以公式化的方式询问患者的想法、顾虑和期望]
- “越多越好”（例如，反复询问患者是否理解或感觉如何）。

然而，所有的交流——包括“医生和患者之间的临床交流”——都是一个动态的过程，取决于：

- 谈话相关人员的性格

- 参与者的感受和情绪
- 每个人的期望和目标
- 信任和融洽
- 参与者对彼此的假设
- 倾向的对话风格。

斯潘努医生开始了她的下午门诊，看那些因胸痛而转诊的患者。候诊室里有：

- 史密斯夫人很高兴她的医生建议她去检查，但并不认为会有什么严重的问题。她工作很忙，希望今天下午能准时回去上班。
- 帕特尔先生担心自己可能会心脏病发作。来到医院让他更加焦虑，他感觉到自己的心在怦怦直跳，手心出汗，嘴巴变得干燥。
- 琼斯先生正静静地生着闷气。不知何故，他的全科医生和医院没能沟通好，他的预约出现了两次混乱。另外，由于火车取消，他今天到医院的路途很辛苦。
- 奈杜女士希望她有来对地方。她几乎不会说英语，她的妹妹本来要跟她一起来帮她翻译，但在最后一刻退出了。她以前没有来过这个国家的医院。

对所有这些人来说，虽然医疗问题可能是一样的，但会谈会有怎样的不同呢？你希望医生对这些患者中的每一个人采取完全相同的行为方式吗？如果不是，医生与这些患者的沟通行为会有什么不同？

沟通中的多样性通常被认为是指医生与有不同种族或文化背景的患者沟通。其实不然，多样性是指人与人之间的个体差异，这些个体差异是许多不同影响因素的结果。表 11.1 列出了这些影响的一些例子。在你自己的案例中考虑这些影响。它们会如何影响你的沟通方式？

有效的沟通可以适应个人和环境的需要。因此，它必然反应灵敏，适应性强。这不是一种不可定义的“艺术”：没有规则，也没有正确或错误的方法；也不是简单地以同样的方式让每个患者遵循一个固定流程。

本章将考虑一些谈话的例子，在这些例子中，医生的沟通方式可以促进有效的会谈，以响应患者和情况的不同需求。目的不是要全面，目的是考虑医生可能遇到的一些不同情况，以说明有助于与患者建立良好工作关系的情况以及沟通方法的多样性。

表 11.1 影响多样性的一些例子

- 年龄
- 国籍
- 身体能力 / 缺陷
- 社会经济地位
- 生活经历
- 语言
- 性别
- 教育
- 种族或文化背景
- 性取向
- 宗教信仰
- 沟通能力
- 家庭背景
- 学习能力 / 困难
- 视角、信念、期望

与有学习障碍的人交流

有严重认知缺陷的人在医疗服务环境中通常会受到不同的对待。例如，一项研究综述发现，住院的智力残疾患者经历了[2]：

- 缺乏关怀
- 沟通不畅
- 歧视态度
- 未能治疗疼痛
- 未能提供帮助，使患者能够如厕或进食
- 被拒绝进行诊断程序和治疗。

此外，患者报告说：

- 害怕不知道会发生什么
- 害怕不熟悉的情况和环境
- 对医生、护士和医疗程序的普遍恐惧。

想象你是阿什利·康威，20 岁。你有唐氏综合征。由于持续的消化问题导致疼痛和腹泻，你的全科医生已将你转诊至医院。你的哥哥提出和你一起去医院，因为他在附近工作，然后你要和他一起吃午饭。在日常生活中，尽管你知道你想说什么，但有时很难表达清楚。人们的耐心将会有所帮助。你知道人们经常根据你的外表对你做出反应，甚至在你开始谈话之前。

一到医院，当你去办理登记手续时，接待员会和你哥哥说话，而不是和你说话。另一名工作人员问你哥哥，阿什利能从这边走吗？你被带进会谈室。你们俩都坐下。医生看着你们俩，对你哥哥说："那么，阿什利有疼痛和腹泻的问题？"你哥哥回答道："你最好问问阿什利，我真的不大了解。"医生看着你，用更大的声音说，"便便有问题吗？"

你有多大信心你的意见会被听取，你的问题会得到解决？

学习困难和残疾有多种形式，严重程度从轻度到重度不等。就像阿什利的情况一样，外表有时会使别人对这个人的假设产生不适当的影响：

- 沟通能力
- 自主权
- 做出医疗决策的能力。

与任何会谈一样，如果不开始和患者的对话并聆听患者，就很难对患者的观点和决策能力做出任何评估。有学习障碍的患者的个人医疗经历，强调了他们受到尊重并获得与其他成年患者同等机会的重要性[3]。

在英国，专业指导要求医生假定每个成年患者都有心理"能力"来决定自己的医疗服务，除非在得到所有适当的帮助和支持后，患者很明显地无法理解、获得或使用信息，也无法表达自己的意愿[4]。

与有学习障碍的患者交谈时，建议关注以下关键要素[5]：

- 尊重他人
- 承认他人的感受
- 考虑可能做出的合理调整（例如，留出额外时间，在个人选择的时间和地点进行会谈）
- 以有助于理解的方式分享信息（例如使用图片），并及时确认对方的理解情况
- 确保护理人员适当参与。

表 11.2 给出了帮助与有学习障碍的人交流的策略[6-9]。

表 11.2 加强与学习障碍者沟通的策略［改编自英国医学总会（General Medical Council），[6] 第 7 章］
• 找一个安静、没有干扰的房间 • 慢慢来，留出更多时间进行会谈 • 直接与患者交谈 • 请患者允许家庭成员或护理人员参与会谈 • 告诉患者和家庭成员或护理人员会谈过程中会发生什么 • 使用面部表情、手势、图画和图片 • 问开放性的问题 • 反思，检查你是否明白对方在说什么 • 警惕医学术语或复杂的语言 • 如果需要体检，请仔细解释体检内容，并确保患者同意体检 • 尽可能提前向患者和护理人员提供信息 • 使用为有学习障碍的人设计的书面辅助工具，如健康护照和信息（如 easyread [8] 或“沟通术语克星”[9]）

与变性患者沟通

莎朗·莫里斯是全科医学系的一名医科学生，她会见了同意在与医生会谈之前与她交谈的患者。她会见的患者是卢克·兰德，37 岁，在莎朗拿到的病历中被列为“女性”。卢克上一次就诊是一个月前。记录简短；但表示卢克担心左乳房有压痛，医生指出这可能是周期性乳房疼痛。莎朗将如何从以下方面对待这次谈话：

- 准备会谈
- 谈话的开场，融洽关系的建立
- 优先考虑讨论哪些方面
- 提问
- 尊重患者的需求？

跨性别者（trans）指的是认为自己的性别身份与出生时被赋予的性别不匹配的人。变性人可能：

- 穿与他们认同的性别相匹配的衣服，使用与他们认同的性别相匹配的名字
- 通过医疗和手术改变他们的身体，使之符合他们喜欢的性别
- 在他们生活的所有领域，或者仅仅在他们生活的某些领域，采用他们喜欢的性别身份，或者他们可能不向任何人透露他们的变性身份。

跨性别者报告在日常生活和医疗服务中遭受过歧视、骚扰、误解和羞辱[10-12]。这些包括医护人员拒绝执行检查或相关程序，使用代词“它”（it）指代该人，并根据出生时指定的性别持续指代患者。考虑一下这些行为对医患关系的影响。

一些有助于改善医务人员和变性患者之间沟通的策略包括[10，13]：

- 培训医生了解变性患者的特殊医疗需求及其医疗经验
- 改善医疗服务环境和程序（例如登记个人的首选姓名和性别）
- 问候患者时不要做任何假设（例如，如果不确定患者偏好的性别身份，则避免使用代词和称呼）
- 必要时礼貌地澄清（例如，“你想让我用什么名字称呼你？”）
- 避免因好奇而提问与本次治疗无关的问题（例如，关于个人的生殖器状况或性取向）
- 如果你犯了错或说错了话，要道歉
- 保密；仅向那些需要为患者提供护理的人透露患者的变性身份
- 在工作场所营造一个包容和支持的环境。

这是医学生和患者对话的第一部分。

学生：你好，你是卢克·兰德吗？
患者：是的，我是卢克。
学生：你好。我的名字叫莎朗·莫里斯，我是一名医科学生。今天看病之前我可以问你几个问题吗？
患者：可以的。你想问什么？
学生：我想知道你今天为什么来看医生，然后我会在医生和你会谈之前把信息告诉她。可以吗？
患者：是的。当然可以。
学生：你介意我做些记录吗？
患者：不介意。
学生：我能问你今天为什么来吗？
患者：大约两个月了，我这里痛。
学生：痛，在哪里，在左边？在你胸口吗？
患者：是的。
学生：一边，两边？
患者：就一边。
学生：你怎么形容？很痛吗？触痛？
患者：酸痛。有时感觉灼烧，有时我真的会感到刺痛。

学生：很酸痛，灼热地痛，有时刺痛。大约两个月？

患者：是的。我大约一个月前来过这里，那天我看的医生说这是正常的乳痛，女人经常得这种病。

学生：嗯。

患者：他没那么感兴趣。他没有对我进行检查。

学生：你没有被检查。

患者：没有，我觉得他想尽快让我出去。

学生：是什么让你这么想的？

患者：我一直都有看到。人们闭上嘴，不想去了解。这个医生还好，我知道她会听我说的。

学生：你今天希望做些什么？

患者：我很担心，我想接受检查。

学生：你有担心什么特别的事吗？

患者：我不知道，可能情况很严重。

学生：很严重，你是说……？

患者：我奶奶得了乳腺癌。她 40 岁时去世了。

学生：你想和医生讨论一下吗？

患者：是的。

学生：今天你还有什么想和医生谈的吗？

患者：不，只是这个。

学生：我可以复述一下你到目前为止告诉我的内容吗？

考虑以下内容：

- 对话的哪些方面可能有助于学生与患者建立融洽的关系？
- 你觉得变性患者的性别身份对谈话有多重要？哪些部分与讨论相关或不相关？
- 如果你是学生，你会做什么不同的事或说什么不同的话吗？
- 如果你继续对话，接下来你会讨论什么？
- 如果你是患者，你会对目前的谈话感到满意吗？

倾听患者的核心技能帮助上面例子中的学生专注于患者所要讨论的内容，而不受患者跨性别身份的支配。这有助于避免一种被称为“诊断阴影（diagnostic overshadowing）”的现象，在这种现象中，医生过于关注患者的一个方面，以至于在没有正确探讨问题的情况下就对问题的原因做出了假设，例如，假设卢克的问题可能与他的变性人身份有关。

与老年患者交流

一个人什么时候变“老”？ 65岁？ 50岁？ 80岁多？考虑一些用来指老年人的术语：老年人，老年，老年公民，成熟，领取养老金的老太太。这些术语的内涵是什么？在医学上，“高龄初产妇”一词是指首次怀孕超过35岁的患者，这通常会让患者感到震惊。

老年人的健康面临诸多挑战，他们更有可能：

- 感觉缺陷，如听力或视觉损失
- 严重和长期的身体状况
- 需要同时治疗的多种身体状况
- 物理隔离和社会孤立。

布劳顿医生正在进行他下午的常规门诊，预约时间是每隔十分钟一次。他的下一个患者是沃尔顿夫人，一位70岁的寡妇，患有类风湿关节炎、青光眼和听力损失，为此她戴着助听器。她最近胸部感染，导致短暂住院。当她被叫进来时，她慢慢走进房间，并试探性地向椅子挪动。

你认为布劳顿医生会如何对待这次会谈？哪些沟通策略可能特别有用？

这是布劳顿医生和沃尔顿夫人开始的对谈：

医生：你好，露西，过来请坐。
患者：哦，呃，好的，医生，谢谢你。
医生：露西，我看你的胸部感染已经痊愈了。每年这个时候保暖很重要。
患者：是的。
医生：你今天走路不太好，是不是你的类风湿又发作了？也许是时候检查一下你的药物了。你上次去医院检查是什么时候？
患者：哦，我不确定……
医生：不，不，没事的，我们可以检查一下。你今天是因为什么而来？
患者：嗯……
医生：还有你的青光眼，是的，我们最好也复查一下。

在这个例子中，布劳顿医生没有意识到他：

- 匆忙涵盖许多话题，部分原因是患者坐下的时间比预期的长，部分原因是他担心她可能希望讨论很多医疗问题

- 以不恰当的非正式方式问候患者（她原本希望被称为沃尔顿夫人）
- 通过关注现有的医疗问题，对会谈的目的做出假设
- 不花时间去倾听她为什么来看病，表现出和平时相比对患者的不尊重（和年轻一些的成年患者比较起来）。

人们对于老年人能否积极参与自己的医疗有一些假设，以下因素会怎样影响这些假设呢：

- 患者的外貌？
- 会谈中是否有亲属或护理人员在场？
- 有证据显示感觉丧失？

表 11.3 给出了一些加强与老年患者沟通的策略，表 11.4 给出了与听力受损患者沟通的策略[14-15]。

Table 11.3 Strategies for enhancing communication with older patients (adapted from Robinson et al[14])

- Allow extra time to ensure that the patient does not feel rushed
- Provide a quiet setting without distractions (e.g. minimise background noise)
- Sit face-to-face (which can improve lip reading)
- Speak slowly, clearly and at an appropriate volume (depending on hearing loss)
- Focus on one topic at a time
- Take the time to ensure that the patient's information needs are met
- Simplify and write down advice
- Provide written information in large, easy-to-read print

注：因版权问题保留英文

表 11.4 加强与听力受损患者沟通的策略［改编自听力受损实践（Action on Hearing Loss）[15]］

- 注意，即使一个人戴着助听器，唇读可能也是有帮助的
- 保持视觉在同一水平线上，在明亮的光线下，直接面对对方
- 在你开始说话之前，确保你已经引起了对方的注意
- 不要背对着别人说话（例如面对电脑或洗手）
- 说话清晰明了，但不要太慢
- 不要大喊大叫或夸大嘴部动作
- 使用简单的句子
- 你的手要远离嘴巴
- 避免打断患者
- 注意非语言线索

案例 11.1 记忆问题

唐纳德·斯图尔特是一位 86 岁的退休会计师。他和妻子住在家里，他们有两个成年的孩子。在过去的几个月里，他变得越来越健忘，有时似乎对自己身在何处感到困惑。有两次，当他的妻子在一个熟悉的购物中心离开他几分钟时，他变得不知所措和苦恼。她还注意到，有时他似乎异常易怒，但事后却记不起来。他和妻子一起到全科门诊，向医生解释了情况。

医生：你经常忘记锁后门？你有几次整晚都开着煤气灯？
斯图尔特先生：问题是，我不知道我什么时候做了什么。我就是不记得了。
斯图尔特夫人：我真的很担心，我几乎得跟着他，看看他都做了什么。
医生：你说他有时变得很急躁？
斯图尔特夫人：是的，他几乎对我大喊大叫，我刚进房间，就好像我做了什么可怕的事。
斯图尔特先生：我什么都不记得了，不知道发生了什么。
医生：你在担心什么，斯图尔特先生？

在事先确认过患者对此安排是满意的之后，医生让患者和他的妻子都参与了会谈。这在这种情况下尤其有用，因为患者亲属能够提供确凿的病史。然而，医生在谈话的关键点上会小心地把焦点转回到患者身上。例如，在这个例子中，医生开始提出一个潜在诊断的话题。

斯图尔特先生：我知道这意味着什么。
斯图尔特夫人：他认为自己变老了。我们都是。
医生：你说你知道这意味着什么，这是什么意思？
斯图尔特先生：是阿尔茨海默病。不是吗？
医生：我很担心你所描述的情况。
斯图尔特先生：那我们该怎么办？
医生：今天我们还需要做一些事情，我想请你去记忆门诊（memory clinic）看看。
斯图尔特先生：我们害怕这个。
医生：我知道你很担心。我们是来为你们俩提供支持的。
斯图尔特先生：接下来会发生什么？

谈论令人恐惧的诊断是一种需要谨慎和平衡的行为。在这种情况下，医生：

- 意识到斯图尔特夫妇担心痴呆症的潜在诊断
- 希望能制订出计划，进一步调查该问题
- 希望诚实回应斯图尔特夫妇的担忧
- 在考虑有必要支持斯图尔特一家在这种情况下能够长期生活。

在适当的时候，这位医生（或专家）可能需要分享确诊痴呆症的信息。根据经验，分享痴呆症诊断的一些原则如表 11.5 所示。运用这些原则，以及第七章的告知坏消息框架，考虑一下你将如何进行一次会谈，把坏消息告诉斯图尔特先生和他的妻子。

影响一个人心理健康的诊断对患者和家属来说往往特别难接受，因为这种状况对这个人的个性、人际关系和做为一个人的自我感觉有深刻的影响。就痴呆症而言，受这种疾病影响的人担心自己无法做出长期决定，失去他们的“人格”，以及这种疾病对他们所爱的人的影响。了解患有痴呆症等疾病的人的经历有助于为照顾患者做准备。

表 11.5　有尊严的诊断原则［改编自阿尔茨海默病协会（Alzheimer's Association）[16]］

- 直接和我这个痴呆症患者交谈；先告诉我，而不是我的家属
- 说实话；对你不知道的事情也坦诚
- 尽早检测，这样我就能尽快得到准确的诊断
- 无论年龄大小，都要认真对待我对记忆力的担忧（阿尔茨海默病不是正常衰老的一部分）
- 用简单但敏感的语言传达诊断结果
- 与其他护理人员共同协调
- 解释不同检测的目的，以及希望从中获得什么信息
- 给我提问的机会
- 给我提供可以带病生活的工具；提供关于治疗、资源和获得支持的信息
- 与我一起制订一个过上高质量生活的计划
- 认识到我是一个个体，我对这种疾病的体验是独一无二的
- 老年痴呆症是一个旅程，而不是目的地；请继续支持我，不仅仅是为了我的医疗保健，也是为了我的生活质量

要点

- 多样性是指人与人之间的个体差异，这是许多不同影响因素的结果。
- 有效沟通能适应和响应患者和情况的需要。
- 倾听、共情、及尊重和有尊严地对待他人的核心技能是所有会谈的基础。

参考文献

1. Silverman J, Kurtz S, Draper J. Skills for communicating with patients. 3rd ed. Boca Raton, FL: CRC Press; 2013.
2. Iacono T, Bigby C, Unsworth C, et al. A systematic review of hospital experiences of people with intellectual disability. BMC Health Serv Res 2014;14:505.
3. Smith E. What a patient with a learning disability would like you to know. BMJ 2016;355:i5296.
4. General Medical Council. Learning disabilities: Into practice: consent and capacity; 2017a. Available at: http://www.gmc-uk.org/learningdisabilities/237.aspx#244.
5. General Medical Council. Learning disabilities: Into practice: five important things to remember; 2017b. Available at: http://www.gmc-uk.org/learningdisabilities/17.aspx.
6. General Medical Council. Learning disabilities: Communication with patients; 2017c. Available at: http://www.gmc-uk.org/learningdisabilities/25.aspx.
7. Mencap. Communicating with people with a learning disability; 2017. Available at: https://www.mencap.org.uk/learning-disability-explained/communicating-people-learning-disability.
8. Easy Health. Health leaflets; 2017. Available at: http://easyhealth.org.uk.
9. General Medical Council. Communication jargon buster; 2017d. Available at: http://www.gmc-uk.org/learningdisabilities/Jargon_Buster_A4_chart.pdf_47935778.pdf.

10. Redfern JS, Sinclair B. Improving health care encounters and communication with transgender patients. J Commun Healthc 2014;7(1):25–40.
11. Snelgrove JW, Jasudavisius AM, Rowe BW, et al. Completely out-at-sea" with "two-gender medicine": a qualitative analysis of physician-side barriers to providing healthcare for transgender patients. BMC Health Serv Res 2012;12:110.
12. Ellis S, Bailey L, McNeil J. Trans people's experiences of mental health and gender identity services: a UK study. J Gay Lesbian Ment Health 2015;19(1):1–17.
13. National LGBT Health Education Center. Affirmative care for transgender and gender non-confirming people: best practices for frontline healthcare staff; 2016. Available at: http://www.lgbthealtheducation.org/wp-content/uploads/13-017_TransBestPracticesforFrontlineStaff_v6_02-19-13_FINAL.pdf.
14. Robinson TE, White GL, Houchins JC. Improving communication with older patients: tips from the literature. Fam Pract Manag 2006;13(8):73–8.
15. Action on Hearing Loss. Communication tips; 2017. Available at: https://www.actiononhearingloss.org.uk/your-hearing/ways-of-communicating/communication-tips/tips-for-hearing-people.aspx.
16. Alzheimer's Association. Principles for a dignified diagnosis; 2016. Available at: http://www.alz.org/national/documents/brochure_dignified_diagnosis.pdf.

沟通医疗差错 12

Margaret Lloyd，Robert Bor，Lorraine Noble

"犯错是人之常情。"

我们都会犯错。亚历山大·蒲柏三百年前在他的《论批评》（*Essay on Criticism*）中表达了这一点，该书也认识到对错误及其后果做出反应是困难的。有些错误是微不足道的，没有重大后果，或者只是没有被注意到。有些后果很严重，可能威胁患者的生命。它们可能会导致患者的投诉或对相关医生的诉讼。

我们应该如何应对自己和他人的错误？当患者和家属抱怨他们所接受的治疗时，医生应该如何回应？在这种情况下，我们的沟通方式至关重要，可能会极大地影响结果。

在日常生活中犯错

承认我们的错误是困难的。然而，认识到我们何时犯了错误，并反思为什么会犯错误，往往提供了一个很好的学习机会。在考虑医疗实践中的差错之前，我们需要考虑如何处理我们在日常生活中犯的错误。

首先，想想你最近在日常生活中犯的一个错误，比如说，你说的话或者做的事伤害了别人。有明确的原因吗？你感觉怎么样？你做了什么？你对另一个人说了什么？

根据犯的错误的性质你可能：

- 把它当成"那些事情之一"，并没有做更多的事情
- 感到非常内疚
- 正确或错误地归咎于某人或某事
- 承认错误并向对方道歉

- 试图分析你为什么会犯错误：是你做错了什么，还是其他问题导致的？
- 反思你的分析，并决心避免再犯同样的错误。

现在回想，你被别人的错误所影响的一个情景。你期望他们怎么做？再看一遍上面的清单。你对他们的错误是怎么反应的？

毫无疑问，承认我们犯了错误通常是困难的，而向自己和他人承认错误往往需要勇气。这里有一个医学方面的例子。

你和你的顾问医师在查房，众所周知，你的顾问医师要求很高，对学生和同事的要求都很高。顾问医师将在今天晚些时候给你的成绩单签字。她让你介绍前一天晚上因心肌梗死入院的患者。你已经和患者谈过话并检查过了，但在查房时你意识到你忘记了测量他的血压，而血压是检查的关键。顾问医师问你：患者入院时的血压是多少？你会怎么说？你会在回答中包括哪些内容，为什么？

医疗实践中的差错

研究表明，大量患者在接受医疗服务时因医疗管理而遭受伤害。例如，来自英国和美国的数据表明，患者因医疗服务而受到伤害的事件在一系列医疗服务中是很常见的[2-4]。英国的一项研究估计，仅在医院中，由医疗服务不良事件对患者造成伤害的事件就以 1/10 的比率发生，或以每年超过 85 万人的速度发生。在美国，据估计每年有 21 万到 40 万人因本可预防的危害而过早死亡[4]。这不是由患者疾病的自然过程造成的伤害，也不是已知的治疗副作用。

医生多久犯一次错？在一项问卷调查中，初级医生被问及他们犯错的频率。这份报告的作者把错误分为以下三类：

- 小错误，定义为没有导致患者痛苦或不适的行为——但应该采取纠正措施。
- 中度错误，使患者遭受疼痛、不适、暂时的或永久的残疾，但未危及患者生命。
- 导致患者死亡或生命垂危的重大错误。

回复问卷的医生中，77% 的人表示在过去的一个月里犯了一个小错误，24% 的人表示在过去的两个月里犯过一个中度错误，16% 的人表示在过去的一年里犯了一个重大错误。尽管有证据表明差错在医疗服务中很常见，但这

案例 12.1　致命错误

罗宾·史密斯，17 岁，因白血病住院接受化疗。初级医生琼斯医生被要求进行腰椎穿刺并注射化疗药物（称为：鞘内给药）。他觉得疲倦和焦虑，但当他成功地进行腰椎穿刺后，他松了口气。他从手推车上拿起药瓶，轻松地注射了一针。不久之后，罗宾出现了痉挛，显然出了一些问题。琼斯医生仔细地查看了药瓶，上面说只用于静脉注射。罗宾被送往重症监护室，但当天晚些时候去世了。

有许多可能的因素导致了这个错误，造成了如此灾难性的后果。关键的错误是，琼斯医生在将药瓶注入患者脊柱之前，没有检查药瓶的内容物或给药途径。为什么会发生这种情况？

有许多可能的原因，包括：

- 琼斯医生在实施这一步骤方面缺乏经验。
- 他假设正确的药瓶已经放在手推车上。
- 他预期药物治疗对患者有益，而不是有害。
- 静脉或鞘内给药的药瓶看起来非常相似。

其中一些原因可能与沟通失败有关，例如：

- 琼斯医生没有与护士核实此药物是否用于该步骤。
- 将药物放在手推车上的护士以为琼斯医生会在给药前检查药物。
- 医院药房同时提供了几种罗宾的药物，没有人检查静脉和鞘内给药的药物是否已经分开。

这对医疗差错的管理和预防有什么影响？单独责备一个人通常是不合适的。错误往往是多因素导致的，并且总是涉及医疗服务系统内任务是如何组织和执行的。医疗服务是复杂的，对患者的安全也存在诸多风险。重点在于管理这种风险，首先，通过仔细研究各步骤，识别潜在风险并加以解决；其次，通过分析不良事件和未遂事件，从发生的错误中吸取教训。例如，由于长春新碱药物的错误管理，导致了世界范围内多次发生死亡，促使一些国家就鞘内化疗的安全使用制定了国家指南。

现在想象你是犯这个错误的医生，你必须向罗宾的父母解释发生了什么事。

- 你会如何准备这次会面？
- 你会说什么？
- 罗宾的父母想知道什么？
- 你预计罗宾的父母会有什么反应？
- 此次会面后的下一步是什么？

仍然是医务人员与患者和同事讨论的困难话题。

医疗失误的原因

医疗失误很少是一个人的过错。考虑案例 12.1 的情况，思考导致错误的因素。

犯了错该怎么办？

当服务出现问题导致患者受伤或痛苦时，英国医生有责任对患者坦诚相待。这就是所谓的坦诚的职业责任。这包括：

- 当出现问题时告知患者（或在适当的情况下，告知其家人或护理人员）
- 道歉
- 提供适当的补救或支持来纠正问题
- 充分解释已经发生的事情的短期和长期影响。

当医护人员犯错时，他们常常感到失败和羞愧。坦承错误是一件困难的事，这是可以理解的。然而，就像医学中最困难的任务一样，许多医生以前也遇到过这种情况，并且在与患者及其家属的沟通方面，从有效或低效的方法中吸取了教训。

当患者或他们的家庭出现问题时，支持他们的一些关键因素包括[7]：

- 及时承认该事件
- 认真对待患者和家属的担忧
- 以同情和理解回应
- 提供真实、及时和清晰的解释
- 解释时避免使用医学术语
- 提供真诚而有意义的道歉
- 为患者或家属指定一个单一的联系人
- 始终以尊重和体贴的态度对待患者及其家属。

对发生医疗差错时患者（及其家属）想要什么的研究强调了一些重要方面的价值，包括：诚实、明确的解释，及承认被告知医疗差错时的情绪影响[8]（表 12.1）。毫不奇怪的是，语言的清晰性对患者很重要，例如，被告知出现

案例 12.2　向患者承认错误

你得从托马斯先生身上取血样，他患有严重的类风湿关节炎。你从他前臂的静脉非常困难地取了血，他说很疼。你把血放进瓶子里，准备送去实验室，这时你意识到你用错了瓶子。验血很重要，你回去找托马斯先生再取一份血样。你会对他说什么？考虑：

- 如何解释你的错误
- 你还需要和托马斯先生讨论什么
- 在这种情况下，托马斯先生的态度会是怎样的。

了一个“错误”或“失误”（而不是“不良事件”或“并发症”）。

考虑在案例 12.2 中你会怎么做。

任何你在医疗环境中犯了错误的情况下，除了遵循你的组织报告不良事件和未遂事件的程序之外，诚实地考虑它是如何发生的以及你能从中学到什么是至关重要的。

表 12.2 给出了犯错误时要考虑的一些策略。

表达对不起

当一个错误发生时，无论在医学上还是在生活的其他方面，人们想要的唯一、最重要的回应就是道歉。然而，传统上，医生对道歉感到焦虑，因为

表 12.1　当你犯错误时，患者想要什么

- 诚实
- 道歉
- 解释发生了什么，以及为什么
- 计划如何纠正错误造成的伤害
- 说明采取了什么措施来确保同样的错误不会再次发生（对患者或其他人）
- 共情
- 保证他们接受到的医疗服务不会受到影响

表 12.2　如果你犯了错误该怎么办

需要做的是：

- 诚实——向自己承认，并告诉一位资深同事
- 准备好与患者讨论
- 倾听患者或亲属的担忧，并表现出你在倾听
- 道歉——这不一定是承认有罪
- 在患者的病历中做记录——对所发生的事情的真实陈述
- 在他人的帮助下分析错误发生的原因
- 如果你对所发生的事情感到是沉重的负担，寻求帮助

不要做的是：

- 变得防御性
- 批评他人
- 当你没有完全掌握事实的时候就进行推测
- 期待患者或他们的家人在一次谈话后就“向前看”
- 事后避开患者或家属，或区别对待他们
- 不让任何同事参与进来，试着“单干”

这可能会“承认责任”。这使得许多国家都立法以保护医生向患者道歉的权利，而不被视为对错误承认医疗法律责任（这些被称为“道歉法”）。人们已经认识到，道歉对于承认医患关系受损，并帮助修复医患关系的重要性：

“无论出于何种原因，对产生不良结果的临床医生来说，同情患者或患者的亲属，对结果表示悲伤或遗憾，并为治疗中的不足之处道歉，都是正常和可取的。对患者来说，最重要的是他们或他们的亲属能得到有意义的道歉。”[9]

道歉的措辞很重要。想想看，如果包括“对不起”这几个字，道歉听起来会比“我很遗憾”更真诚。道歉有很多功能。它体现了：

- 共情和关心
- 你理解这种情况对人的影响
- 你会为处理这种情况承担责任——即使错误不是你犯的。

患者和他们的家人表示，当出现错误时，处理不当的反应会比错误本身对他们对医生的信任产生更大的破坏性影响。尤其是，缺乏道歉，任何一个人都没有承担处理这种情况的责任，以及防御性或含糊不清的反应，都会增加沮丧、愤怒和对未来医疗服务的恐惧。

人们接受的道歉形式可能因国家和文化而异。在英国，“对不起”这个词在日常生活中非常普遍，以至于在困难的情况下（如坦诚医疗差错）不使用它，那就是一个明显的疏忽了。使用“对不起”这一特定措辞也表明了对另一个人的关心和关切，这是其他道歉方式所做不到的[10]。

道歉时使用的短语示例：

- 我很抱歉发生了这样的事情
- 我犯了一个错误
- 我表示抱歉
- 我正在调查这是如何发生的
- 我给了您太多的药物

道歉时要避免的短语示例[11]：

- 对不起，但是……
- 我疏忽了 / 我负有责任
- 我认为是夜班犯了错误
- 我为所发生的一切道歉

- 如果我做错了什么，对不起

记录差错

有必要在患者的病历中记录所发生的事情，需要做到：

- 准确清晰
- 没有模棱两可的缩写
- 字迹清晰易读
- 注明日期，写下你的名字并签名

这包括错误的细节，以及对患者（或家属）的任何解释或道歉。患者病历的记录必须同期，不得进行回顾性编辑或修改。

医疗失误的后果

案例 12.1 和案例 12.2 所犯错误的后果非常不同。在第一个例子中，罗宾·史密斯因这个错误而死亡。在第二种情况下，托马斯先生感到不适（不得不提供第二份血样），但没有长期影响。

这展示了医疗失误对患者造成的后果的范围。患者或其亲属的反应也有一个范围：从接受解释及不再进一步行动，到对医生和医院正式投诉或采取法律行动。

投诉

你曾经投诉过吗？想想你投诉的情况，例如，在商店或餐馆，或向公司或组织投诉。

- 你在投诉什么？
- 你希望通过投诉达到什么目的？
- 你觉得自己被倾听了吗？
- 你对回复满意吗？
- 你收到的回复的哪些特征影响了你的满意度？
- 你觉得事情最终解决了吗？

患者投诉的数量正在增加。例如，英国医疗服务部门每周收到近 4000 起书面投诉[12]。这一增长反映了患者对专业医护人员的期望越来越高，以及医疗服务中消费主义文化的日益增长。对员工态度和信息沟通不畅的抱怨是投诉的主要原因。表 12.3 列出了一些可能导致投诉的沟通不畅的例子。

患者最初可能对所接受的医疗服务的某一个方面不满意，然后由于沟通不畅而加剧了这种不满。虽然人们通常对繁忙而复杂的医疗服务中固有的实际困难非常宽容，但觉得自己受到轻视的患者更有可能将问题升级为正式投诉。虽然患者或家属经常因为自己受到的待遇感到沮丧或愤怒而抱怨，但一个共同的潜在动机是防止同样的事情发生在别人身上。

回应投诉

对投诉的调查应被视为改善服务质量的一个机会。此外，如果一开始以

表 12.3　可能导致患者抱怨的沟通问题示例

- 关于其医疗状况或治疗的信息不足
- 感觉被忽视、不被倾听或不被认真对待
- 未经患者许可进行手术或治疗
- 感觉自己被冷漠对待
- 缺乏对维护患者隐私和尊严的关注
- 感觉受到歧视（比如由于年龄、性别或种族）
- 预约难
- 缺乏计划出院的信息

案例 12.3　产前门诊就诊

琼斯太太上午 9 点去做产前会谈。她来得很早，是第一个进候诊室的。她在接待员处进行了报到登记。在接下来的一个小时里，候诊室座无虚席，一个接一个的患者被工作人员叫了进去。琼斯太太担心自己被遗忘了，于是又和接待员说了一遍，接待员让她等着。到上午 10 点 20 分，琼斯太太担心她赶不上中午的一个工作会议。她再次询问接待员，接待员又告诉她等一下：“会轮到你的”。过了一会儿，一名工作人员走进候诊室。她没有做任何介绍就问琼斯太太今天早上有没有吃东西或喝东西，因为她得做糖尿病检查。琼斯太太正等着验血，但没有人告知她其他任何事情。当琼斯太太说她已经吃过早餐，而且她希望中午能回去上班时，这位工作人员显得很生气。琼斯太太抽血后被领进另一个房间。另一位工作人员也没有作自我介绍，就询问了琼斯太太的预产期，让她躺在沙发上接受检查。当琼斯太太还躺在床上，腹部没有遮盖物的时候，这位工作人员说：“你的胎儿受伤了，你需要进行剖宫产。”琼斯太太伤心极了，她感到害怕和无助。

想想琼斯夫人的例子：

- 你认为她会针对自己受到的医疗服务进行投诉吗？
- 如果是，你认为她在投诉中说了什么？
- 如果没有，你认为她为什么没有投诉？你觉得她应该投诉吗？

同情的态度处理患者的投诉，就不太可能使患者感到委屈，也不太可能会让他们觉得必须诉诸法律行动来解决问题。

对希望投诉的人的回应建议采取以下步骤[13]：

- 询问对方希望如何被称呼（如先生、夫人、女士或称呼其名）。
- 如果对方已经打过电话，主动给他们回电或安排一次面对面的交流。
- 询问对方他们希望如何获知他们的投诉是怎样被处理的。
- 确保员工意识到他们可以请求律师支持他们，特别是在第一次会见时。
- 系统地调查投诉原因。
- 询问投诉人他们希望投诉的结果是什么。
- 商定一个行动计划，包括对方何时以及如何会收到回复。

虽然听到患者对你或同事提供服务提出不满意通常是件很困难的事，但可以把解决它作为一个学习的机会，增进你的实践经验，可以帮助把所有相关人员的困难和不愉快的经历重新定义，变成一个积极的事件。表 12.4 给出了对希望投诉的人做出回应时需要考虑的一些策略。

表 12.4　如果患者或亲属希望投诉，该怎么办

需要做的是：

- 富有同情心
- 仔细倾听
- 收集全部细节
- 做好记录
- 询问患者或家属希望得到怎样的结果
- 对患者或家属已经告诉你的事情，总结并向他们确认
- 道歉
- 如果患者或家属需要，提供如何进行书面投诉的详细资料
- 向患者或家属解释下一步是什么，以及他们何时能得到回应
- 确保患者或家属有相关的联系方式
- 向高级员工寻求建议
- 遵循本地的投诉程序

不要做的是：

- 避开投诉人
- 生气或变得抵触
- 在患者或家属阐明完他们的投诉之前，尝试提供解释或理由
- 推测可能发生的事情
- 试图掩盖事实——需要对发生的事情始终保持诚实
- 篡改笔记
- 批评同事

医疗服务通常有处理投诉的本地［和（或）国家］程序，既包括对投诉者的回应，也包括帮助组织从反馈中学习。熟悉这些程序可以帮助你让患者感到安心，确保他们会被倾听和认真对待，并且确保会因为投诉而有一些确切的行动发生。例如，一些部门定期召开会议，审查服务质量指标，包括收到的任何反馈或投诉，以确保根据需要在部门或医院层面采取行动。

避免投诉

有证据表明，培养和保持良好的沟通技能会降低医生收到投诉的可能性。例如，加拿大的一项研究表明，医生在毕业后不久参加的一项考试中的沟通技能得分与随后他们收到的投诉数量之间存在关联，被认为沟通能力较好的医生随后收到的患者投诉更少。

诉讼

不幸的是，患者对医生采取法律行动变得越来越普遍。这对患者来说是痛苦的，对所有参与患者医疗服务的人来说也是有压力的。英国的一项研究发现，患者和家属在事件发生后采取法律行动是因为他们想要[15]：

- 了解伤害发生的原因和方式
- 防止对其他患者造成类似伤害
- 看到员工受到纪律处分并被追究责任
- 获得补偿

员工处理事件的方式会强烈影响事件发生后患者或家属是否采取法律行动。在上述研究中接受采访的患者和家属抱怨说，他们没有得到对所发生的事情的充分解释，也没有得到道歉，而且他们经常被当作他们好像“神经质”的一样对待。

医生与患者沟通的方式同样重要。美国的一项研究发现，1% 的医院患者因医疗过失遭受过重大伤害，但其中只有不到 2% 的患者对相关医生提出了医疗事故索赔[16]。作者比较了被要求索赔的医生和没有被要求索赔的医生的沟通技巧。他们发现没有被索赔的医生：

- 在会谈中有更多的幽默
- 更多辅助语，如“你认为问题出在哪里？”“接着说……”

- 一些让患者知道医生将要做什么的线索，例如："我想问一些关于你工作的问题"或"我想检查一下你的背部"。

这意味着医生的常规会谈方式不同，日常沟通更有效的医生被起诉的可能性较小。

其他研究也发现了沟通的其他方面，如外科医生使用的语气与他们被起诉的历史之间的关系[17]。从临床实践和研究中收集的证据得出结论，培养良好的沟通技能可以改善患者得到的医疗服务质量，并减少被提起诉讼的机会。

要点

- 医生在临床实践中确实会犯错误，患者有权知道他们治疗中的任何错误。
- 沟通不畅会使错误更加严重。
- 当错误发生时，人们希望得到道歉，对所发生的事情做出明确的解释，并采取措施防止同样的错误再次发生。
- 当错误发生时，与患者、其亲属和同事进行敏感而有效的沟通有助于所有相关人员应对这种情况。
- 医生如何与患者及其亲属沟通会影响他们做出投诉或采取法律行动的决定。

参考文献

1. Pope A. An essay on criticism. London: W Lewis, Russell Street, Covent Garden; 1711.
2. Department of Health. An organisation with a memory: report of an expert group on learning from adverse events in the NHS; 2000. London: The Stationery Office.
3. Makary MA, Daniel M. Medical error – the third leading cause of death in the US. BMJ 2016; 353:i2139.
4. James JT. A new, evidence-based estimate of patient harms associated with hospital care. J Patient Saf 2013;9(3):122–8.
5. Baldwin PJ, Dodd M, Wrate RM. Junior doctors making mistakes. Lancet 1998;351(9105):804.
6. General Medical Council & Nursing and Midwifery Council. Openness and honesty when things go wrong: the professional duty of candour. Manchester: General Medical Council; 2015.
7. National Patient Safety Agency. Being open: saying sorry when things go wrong. London: National Reporting and Learning Service, National Patient Safety Agency; 2009.
8. Gallagher T, Waterman AD, Ebers AG, et al. Patients' and physicians' attitudes regarding the disclosure of medical errors. JAMA 2003;289(8):1001–7.
9. Walker S. Apologies and explanations: letter to Chief Executives and Finance Directors of all NHS bodies. 1st May 2009. London: NHS Litigation Authority; 2009.
10. Fox K. Watching the English: the hidden rules of English behaviour. London: Hodder & Stoughton; 2004.
11. Australian Commission on Safety and Quality in Health Care. Saying sorry: a guide to apologising and expressing regret in open disclosure. Sydney: Australian Commission on Safety and Quality in Health Care; 2013.
12. Health and Social Care Information Centre. Data on written complaints in the NHS 2014-15.

Leeds: Health and Social Care Information Centre, Workforce and Facilities Team; 2015.
13. Department of Health. Listening, responding, improving: a guide to better customer care. Leeds: Department of Health; 2009.
14. Tamblyn R, Abrahamowicz M, Dauphinee D, et al. Physician scores on a national skills examination as predictors of complaints to medical regulatory authorities. JAMA 2007;298:993–1001.
15. Vincent C, Young A, Phillips A. Why do patients sue doctors? A study of patients and relatives taking legal action. Lancet 1994;343:1609–13.
16. Levinson W, Roter DL, Mullooly DP, et al. Physician–patient communication: the relationship with malpractice claims among primary care physicians and surgeons. JAMA 1997;277(7):533–59.
17. Ambady N, LaPlante D, Nguyen T, et al. Surgeons' tone of voice: a clue to malpractice history. Surgery 2002;132(1):5–9.

索　引

G

H

J

K

L

M

N

P

Q

R

S

T

W

X

Y

Z